# できる！臨床研究
## 最短攻略 50の鉄則

康永 秀生 著
東京大学大学院医学系研究科教授

# はじめに

　本書を手に取っていただいている読者の皆さんの中には，臨床研究に興味がある，あるいはこれから臨床研究に真剣に取り組みたい，と考えている若手の臨床家も多いだろう．

　皆さんの中には，ふだん，次のように考えている方がいるはずである．

「日常臨床が忙しすぎて，研究どころではない」
「臨床研究など，やったことがないし，やり方もよくわからない」
「やりたいが，テーマが見つからない」
「何から手を着けたらいいのか，わからない」
「統計学もよくわからないし，うまく研究できるかどうか自信がない」

　本書は，医学部の6年間では充分に教育されない，臨床研究の基礎知識と実践的なスキルを磨くための教材である．筆者は臨床疫学の専門家であり，日常的に若手研究者の臨床研究に関するさまざまな相談に乗り，個別にアドバイスをしている．そのような経験から痛切に感じることは，臨床研究を志す若手研究者が，研究遂行にあたってさまざまな困難に突きあたり，解決の糸口すら見つからない悩みを抱え，独り悶々としている現実である．本書は，そのような状況を改善させることのできる一冊である．

　日本の大学医学部では，基礎系教室だけでなく，臨床系教室でも基礎実験研究に力を入れていることが多い．臨床研究の経験が豊富で若手に臨床研究の指導をできる教員はまだ多くない．それは，日本の医学研

究の歴史的背景に基づいている．明治時代，日本はドイツから医学を輸入した．基礎実験を重視する当時のドイツ医学のスタイルは，旧帝国大学医学部を中心に全国の大学に広がった．その流れは現在も続き，日本の医学研究は今も基礎実験研究が多い．日本の臨床研究は2000年頃からようやく増え始め，まだ20年ぐらいの歴史である．

本書は，臨床研究を志す学生や若手の臨床家・研究者だけでなく，若手を指導をする立場にある研究者にもヒントになる内容を多く盛り込んでいる．

本書の具体的な内容は，以下のとおりである．

① 研究の準備など，これから臨床研究を始める研究者に必要な知識と心構え
② 日常臨床からクリニカル・クエスチョンを紡ぎ出し，臨床研究につなげるデザイン力
③ 臨床研究に必要な疫学・統計学の基礎知識
④ 臨床研究のタイプ別（治療効果比較，臨床予測モデル，診断研究，QOL評価，大規模データベース研究）の方法論の解説

金原出版から刊行された前書『必ずアクセプトされる医学英語論文完全攻略 50の鉄則』は，主として研究終了後の論文執筆メソッドを伝授する内容であった．本書はその前段階である，実際の臨床研究の立案・研究デザイン・データ収集・データ分析に関する詳細な解説である．したがって本書は，前書との併用が強く勧められる．

本書には，類書とは異なる，以下のような強みがある。

## 1. 東大大学院の授業で実際に教えられているメソッドである

本書に示されている臨床研究の方法論は，筆者が教鞭を取る東京大学大学院医学系研究科における「臨床疫学」講義の内容に準じている。実際に，臨床研究の経験がなかった多くの受講生たちが，本書に書かれているメソッドを用いて鍛錬を積み，自ら臨床研究を実践し，論文出版の実績を挙げている。

## 2. 筆者は臨床疫学の専門家である

臨床医の執筆による類書は，自分の経験談に終始して一般性に欠ける内容が多い。本書は，臨床研究を臨床医学・疫学・統計学の知識と知恵の集大成と捉え，それらをフルに動員した臨床研究の高度なメソッドをわかりやすく伝授する内容となっている。

統計学の専門家による類書は，難解な統計学の理論の解説が多い。臨床家は統計学の詳しい理論など知らなくてよい。本書の第5章「臨床研究に必要な統計学の基礎」に書かれている内容を理解すれば充分である。臨床家にとって必要なことは，豊かな発想で研究のアイデアを着想し，適切な研究デザインを設定し，研究仮説に沿ったデータを漏れなく，しかも正しく測定し，適切な統計手法を選択できることである。本書はそのノウハウを伝授するものである。

## 3. 臨床研究に関する最新動向を盛り込んでいる

近年の臨床研究で多用されている応用統計（傾向スコア分析など）の実践的な技法をわかりやすく解説している。また，最近の臨床研究のトレンドである大規模医療データベース研究についても詳述している。

本書はランダム化比較試験についてはあまり詳しく触れていない。本書ではむしろ，ランダム化比較試験の代替となる，より実現性の高い観察研究についての解説に力点を置いている。ランダム化比較試験の作法を解説している書籍は多くある。その内容は画一的で，読んで理解するのはさほど難しくない。しかしその知識は，多くの若手研究者にとってすぐには役に立たない。なぜなら，ほとんどの若手研究者は巨額の費用がかかるランダム化比較試験を自ら実践することはないからである。若手研究者は，少ない予算（あるいは予算ゼロ）で，研究の限界に向き合いながら，何とかアイデアを絞り出し，自分がふだん勤めている施設の患者からとれるデータを取り，何とか意味のある分析結果をひねり出し，論文を書き上げる必要がある。本書は，そうした若手研究者の救いとなる一冊である。

　本書は，2013年7月から2014年6月まで金原出版『整形・災害外科』に連載されたシリーズ「臨床研究の考え方と分析手法」を大幅に加筆修正したものである。雑誌連載にあたってお力添えを頂いた『整形・災害外科』編集委員会の先生方に心より感謝を申し上げる。また，本誌執筆中にも常に細やかなご支援を頂いた金原出版編集者の山下眞人氏にも厚く御礼を申し上げる。

2017年9月

康永秀生

# 目 次

CONTENTS

## 第1章 臨床研究・はじめの一歩 ... 1
  1. 臨床研究の心構え ... 1
  2. 臨床研究の役割 ... 7
  3. 臨床研究の分類 ... 11

## 第2章 症例報告と症例シリーズ ... 15
  1. 症例報告／症例シリーズとは ... 15
  2. 症例報告論文を書こう ... 18
  3. 症例シリーズ研究 ... 21

## 第3章 臨床研究のデザイン力を磨く ... 25
  1. クリニカル・クエスチョンを紡ぎ出す ... 26
  2. クリニカル・クエスチョンからリサーチ・クエスチョンへ ... 27
  3. 研究プロトコール ... 41

## CONTENTS

### 第4章　臨床研究に必要な疫学の基礎 … 45
1. 内的妥当性と外的妥当性 … 45
2. 誤差 … 47
3. 観察研究の型 … 59
4. コホート研究 … 62
5. 症例対照研究 … 67
6. その他の観察研究 … 76
7. 診療ガイドライン … 78

### 第5章　臨床研究に必要な統計学の基礎 … 85
1. 統計用語の基礎知識 … 85
2. 統計学的検定 … 94
3. 因果推論 … 101
4. 多変量回帰分析 … 105

### 第6章　治療効果の比較 … 121
1. 効果比較研究の基礎 … 121
2. 傾向スコア分析 … 125
3. 操作変数法 … 131
4. ランダム化比較試験 … 138

## 第7章　診断研究 …… 145

1. 診断研究の意義 …… 145
2. 診断の正確度 …… 147
3. 診断の一致度 …… 160

## 第8章　臨床予測モデル …… 167

1. リスク因子と予後因子 …… 167
2. アウトカム指標 …… 168
3. 臨床予測モデル …… 172

## 第9章　QOL評価 …… 183

1. QOL評価の意義 …… 183
2. QOL尺度 …… 185
3. QOL評価研究の実践 …… 188
4. QOL評価に対する批判 …… 190

## 第10章　大規模医療データベース研究 …… 193

1. 大規模医療データベースとは …… 193
2. 大規模医療データベースの類型 …… 195
3. 大規模医療データベース研究の課題 …… 198
4. ヘルスサービスリサーチ …… 201

索 引 …… 208

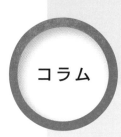

# コラム  COLUMNS

1. 日常臨床におけるヒューリスティックス ……………………… 8
2. 職業としての学問 ………………………………………………… 14
3. 偶然は三度起こらない …………………………………………… 21
4. 客に出せる料理をつくる ………………………………………… 44
5. ノーベル賞をもらうと長生きする？ …………………………… 52
6. 科学者とあたま …………………………………………………… 58
7. なぜ医師はガイドラインに従わないのか？ …………………… 83
8. 疫学・統計学の専門家へのコンサルト ………………………… 93
9. 森鴎外と脚気 ……………………………………………………… 104
10. 偽手術に効果あり？！ …………………………………………… 142
11. 沖中教授の「誤診率」 …………………………………………… 166
12. 臨床研究を学ぶ機会 ……………………………………………… 181
13. なぜ医師は効果のない治療をやるのか？ ……………………… 206

# 第1章 臨床研究・はじめの一歩

### できる！臨床研究の鉄則

**鉄則1**：臨床研究の目的は患者のアウトカム改善

**鉄則2**：知的好奇心だけで研究すべきでない

**鉄則3**：常に臨床経験を疑う

**鉄則4**：研究のネタは日常臨床の現場に転がっている

**鉄則5**：問題意識を問題意識のままに終わらせない

**鉄則6**：常にノイエスを追求する

**鉄則7**：情熱を秘めつつ冷静に分析する

**鉄則8**：言えないことは言わない

**鉄則9**：メンターに指導を仰ぐ

## 1 臨床研究の心構え

### (1) なぜあなたは研究するのか？

　医師の仕事は，何によって評価されるのだろう。豊富な臨床経験，診断の的確さ，手術や手技の上手さ，患者さんへの説明の上手さ，医療ス

タッフとの協調性やリーダーシップ，後輩への面倒見の良さなど，いろいろ考えられる。

　医師は，研究などできなくても，論文を書けなくても，充分評価される。医師以外の臨床家も同様である。実際，研究など全くやったことがなくても，臨床の腕一本で実績を挙げ，周囲の尊敬を集める医師たちが，日本中，いや世界中に数多くいる。

　日常臨床の現場で，一人ひとりの患者に向き合い，来る日も来る日も目の前の患者の診療に身を尽くすことは，非常に尊い仕事である。病気が治った患者から「ありがとうございました」という言葉をかけられる，それは臨床家にとって無上の喜びだろう。それ以上，何が必要なのだろう？

　本書を手に取っているあなた自身も，臨床研究ができなくて，何か困ることがあるだろうか？

　何も困らないのならば，なぜあなたは臨床研究をやりたいと考えているのだろうか？ 医学博士号をとるため？ 大学医学部に在籍しているから？ 周囲の同僚が臨床研究しているから何となく自分も？ 自分の知的好奇心を満たすため？

　上記の理由はいずれも研究を始めるきっかけにはなっても，それだけでは，その後の長く厳しい研究のモチベーションを維持することは難しい。

　**臨床研究の目的は何か？　患者のアウトカム（outcome）を改善すること。それ以外はない。**「知的好奇心」だけで臨床研究を行うべきではない。研究のための研究（study for study's sake）は無意味である。

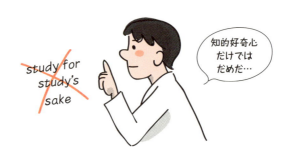

患者の切実な問題に関連する（relevant）研究でなければならない。

あなたが優れた臨床研究を行い，その結果を論文にまとめて出版すれば，それは多くの臨床家に読まれるかもしれない。彼らの医学知識をアップデートし，彼らの臨床におけるプラクティスに変化をもたらし，結果的に多くの患者の命を救ったり，QOLを向上させることにつながるかもしれない。

## （2）臨床研究の心構え6箇条

### （ⅰ）臨床経験に対する反省

臨床研究の出発点はいつも，日常臨床における経験である。あなたが取り組むべき臨床研究のテーマは，あなたの臨床経験に基づいていなければならない。**経験を重んじつつ，常に経験を疑わなければならない。**なるべく多くの患者を診た経験のある疾患や病態について，研究テーマを考える方が良い。経験に対する反省が，新しい知識（knowledge）を生み出すのである。

### （ⅱ）日常臨床からクリニカル・クエスチョンを紡ぎだす

**研究のネタは，日常臨床の現場に転がっている。**あなたが日常臨床の現場で感じた素朴な疑問が，そのままクリニカル・クエスチョン（clinical question, CQ）になりうるのである。臨床研究は，日常臨床から既に始まっている。

### （ⅲ）問題への挑戦

現状に対する問題意識を常に持つ。**問題意識を問題意識のままで終わらせない。**あなたが日常臨床で実践しているプラクティスは，確かなエビデンスに基づいているのか？　もしそうでないならば，あなたがこれから行う研究が，その状況を変えられるかもしれない。

（iv）ノイエス（Neues）の追求

　　研究は，何か新しいところがなければ，評価されない。他人と同じ研究をしても，新規性（novelty）のある研究にはならない。最新の研究動向を捉え，**既存の研究にはないノイエスを追求する。**

（v）情熱と冷静

　　**熱い情熱を心に秘めつつ冷静に分析・解釈を行う。**情熱ばかり先走って，冷静さを欠いてしまうと，論文を書く筆がすべってしまう。サイエンスを駆使してデータを分析し，バランスのとれた解釈を行うべきである。

（vi）自制と自省

　　研究の限界（limitation）を明らかにする。研究結果から言えることだけを言う。**言えないことは言わない。**自分の研究の何が足りないか常に反省する。

## （3）メンターの指導を仰ぐ

　　メンター（mentor）とは，指導者，助言者を意味する。日本の企業におけるメンター制度では，新入社員に仕事上の指導や助言を行う専任者を設けている。臨床研修における指導医も同様である。On-the-job trainingを要する職務において，良きメンターの存在は若手のキャリア形成にとって極めて重要な要素である。

　　残念ながらまだ日本には，臨床研修における指導医システムと同程度の，臨床研究をサポートするメンター制度は未成熟である。大学医学部の臨床系教室であっても，基礎研究の実績が主で，臨床研究の実績がほとんどないこともある。

　　しかし近年は，臨床研究支援室のようなセクションが，大学のみなら

ず，研究志向の高い一般病院にも設置されるようになってきた。診療科単位ではなく，医療機関を挙げての一種のメンター制度である。こうした臨床研究サポートシステムが，多くの病院に普及することが今後期待される。

　良いメンターは，常に若手研究者に寄り添い，助言を与え，独創性を重んじ，チャンスを与え，自立を促す指導者である。研究デザインやプロトコール作成の際の自由闊達な議論を通じて建設的なコメントを提供し，データ収集・分析・論文執筆の折々に助言やサポートを惜しまない。また，既存のデータ，資料，コンピュータやソフトウェア，研究費などの必要な援助を提供できる。若手研究者が壁に突きあたったり袋小路に迷い込んだとき，手を携え正しい道に導くことのできる指導者である。

　悪いメンターは，多忙を理由に若手研究者の相談に乗らず，必要な助言もサポートもなしに若手研究者を放置する。あるいは逆に，自分のアイデアややり方を押しつけ，若手研究者の独創性や自律性を阻害する。最悪のメンターは，自分の仕事の下働きを若手に押しつけ，手柄は独り占めにする。

　若手研究者は，不運にも悪いメンターにあたってしまったら，時間をかけてそのメンターとは距離を置き，別のメンターを探すことをお勧めする。どのようなメンターとも，感情的に仲違いすることは得策でない。自分のその後のキャリアにも悪影響を及ぼしかねないからである。

　若手研究者は，良いメンターには常に，指導を仰ぐという姿勢で臨むべきである。研究者に，身勝手や独りよがりは禁物である。そのような態度の若手研究者からは，メンターも研究協力者も次第に距離を置くようになるだろう。

　経験を積んだ良いメンターは，若手研究者が陥りやすいピットフォールを熟知しているものである。良いメンターの助言や忠告に耳を傾け，基本的にはそれらに従うべきである。メンターと意見が異なるときに

は，よく議論し，根拠を示して自分の意見の妥当性を誠実に説明すればよい。どちらを選択しても結果に大差がないと考えられる場合，メンターは若手研究者が採る選択を尊重すべきである。若手研究者は，どちらを選択してよいか自信がないときは，メンターの選択に従うべきである。

　メンターと若手研究者の意志疎通が何より重要である。若手研究者は研究の進捗を逐次報告すべきである。当初の計画から変更を加えるとき，データ分析をやり直したとき，論文原稿の重要な部分を修正した場合などは，必ずメンターに報告し，指導を仰がなければならない。研究成果の公表は，特に注意を要する。学会発表や論文投稿に関しては充分にゆとりをもってメンターと相談すべきである。学会抄録の登録締め切り直前になって，メンターに抄録原稿をメールで送付して校正を求めることは，大変失礼である。論文の投稿先の決定は，メンターのみならず共著者全員の同意を得なければならない。同意なしに勝手に投稿してしまうのは大変礼儀を欠く行為である。

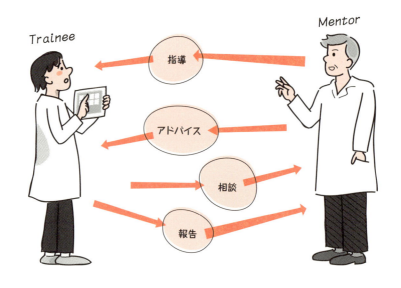

# 2 臨床研究の役割

## （1）臨床医学と臨床疫学

　臨床医学（clinical medicine）は，個々の患者（patient）の情報を収集し，現在ある診療手段を利用して，患者の臨床上の問題を解決しようとする学問である[1]。

　疫学（epidemiology）は，人間集団における疾病（disease）のリスク（risk），要因への曝露（exposure）と発生（incidence）の因果関係（causal relationship）などについて研究する科学である。

　臨床疫学（clinical epidemiology）は臨床医学と疫学を融合した学問といえる。臨床疫学は，臨床研究を行うための学問的基盤である。臨床疫学は，クリニカル・クエスチョン（clinical question, CQ）に答え，現在得られる最良の根拠（evidence）に基づいた決断（decision）を促すという意味で「臨床」であり，これらの疑問に答えるための方法の多くが疫学者（epidemiologist）により開発され，かつ患者を含む母集団（population）という枠組みの中で個々の患者の診療（clinical practice）を考えるという点で「疫学」である。

## （2）臨床医学の不確実性

　疾病に罹患するかどうかは不確実（uncertain）である。患者はさまざまな併存症（comorbidity）を抱えている。症状（symptom）と診断（diagnosis）は1対1でなく多対多の関係にある。治療（treatment）の効果（effectiveness）も不確実である。有害事象（adverse event）や合併症（complication）の発生も確率的（stochastic），疾患の予後（prognosis）も確率的である。

## 日常臨床におけるヒューリスティックス

Column 1

　一般に，人間が複雑な問題について意思決定を行う際に，暗黙裡に用いる簡便な経験的解決法を，行動経済学の用語でヒューリスティックス（heuristics）という．自分の経験など心に浮かびやすい類例に過度に依存してしまうことを想起ヒューリスティックス，耳寄りな情報や慣例に過度に依存してしまうことを係留ヒューリスティックスという．

　日常臨床において，臨床家がヒューリスティックスに流されることはよくあることである．自分が受け持った特別に困難な症例で，ある薬がたまたま奏功した．その記憶が鮮明に残っているために，その一例をもって範例とみなし，「この薬はよく効く」と考えてしまい，以後は同様の症例で毎回その薬を使うようになる．これは想起ヒューリスティックスの一例である．

　A 氏は，B 先生のもとにたびたび訪れる MR（medical representative，医薬情報担当者）である．A 氏持参の資料に「新薬○○が，□□に著明な効果」と書いてある．それを見て B 先生は，新薬○○を使ってみようと思った．これは係留ヒューリスティックスの一例である．このような医療を，「MR に基づく医療（MR-based medicine）」という．

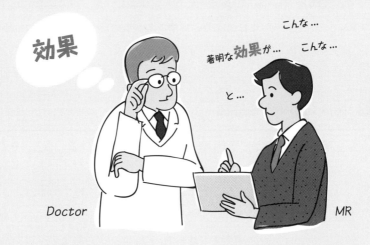

臨床疫学の方法論を用いて，臨床医学の不確実で確率的な諸現象を解明することが，臨床研究の役割といえる。具体的に，その役割は以下の各項目に細分される。

---

(ⅰ) 疾患の記述（description），分類（classification），体系化（systematization）

(ⅱ) 疾患のリスク・予後の予測（prediction）

(ⅲ) 診療の効果の判定，アウトカム（outcome）の評価

(ⅳ) 診療の構造（structure）・プロセス（process）の評価，標準化（standardization）

---

以上のすべてを通じて患者のアウトカムを改善することが，臨床研究の役割といえよう。

## （3）科学的根拠に基づく医療

科学的根拠に基づく医療（evidence-based medicine，EBM）とは，臨床研究で得られた科学的根拠（evidence）を，個々の患者に正しく適用する医療である[2]。1980年代以降，MEDLINEなどの文献データベースが次第に普及し，最新のエビデンスをタイムリーに入手しやすくなった。臨床疫学や医療統計学（biostatistics）の進歩によって，質の高い臨床研究も増加していった。それとともに，「治療法などを選択する根拠は，正しい方法論に基づく観察や実験に求めるべきである」という概念がDavid Sackettらにより提唱された。1990年にGordon Guyattは，これをEBMと名づけた[3]。

**表1-1. 科学的根拠に基づかない医療**

| 1. | 生物学的蓋然性（biological plausibility）のみに依拠 |
|---|---|
| 2. | 個人の経験（self-experience） |
| 3. | 根拠のない自信と情熱（unfounded confidence and enthusiasm） |
| 4. | 防衛的医療（defensive medicine） |
| 5. | 権威主義（authoritarianism） |

　EBMは，日常臨床のプラクティスを科学的な視点で吟味した上で，エビデンスに基づいて患者の問題を解決しようとする試みである。EBMなる概念が提唱されたことは，裏を返せば，科学的根拠に基づかない医療（**表1-1**）が少なくなかったことを示唆している。

　New England Journal of Medicineの名物編集長であったIngelfinger氏が，同誌に1997年に発表した論説（editorial）のタイトルが"Health: a matter of statistics or feeling?"である[4]。同氏の分析によれば，疾患の予後が医療による影響を受けなかったケースが80％，医療によって疾患の予後が改善したケースが11％，医療によって疾患の予後がむしろ悪化したケースが9％であるとされた。

　Ingelfinger氏が示した数値を鵜呑みにはできないものの，少なくとも当時は科学的根拠に基づかない医療が相当程度蔓延していたことが示唆される。科学的根拠に基づかない医療は，患者の予後改善や生命・生活の質（quality of life, QOL）向上にはつながらない。そうした状況を改善し，EBMを日常臨床に浸透させることも，臨床研究者の重要な役割の一つであろう。

## 3 臨床研究の分類

### (1) 疫学研究の型による分類

臨床研究の分類は，疫学研究の型による分類方法に準じて，まず観察研究と介入研究に分ける方法が採られる。疫学研究の型による分類方法を表1-2に示す。

観察研究（observational study）は，研究を意図した直接的な介入を加えず，診療や経過の成り行きを観察する研究である。介入研究（interventional study）は，研究者が対象者に対して研究目的の介入を加え

**表1-2. 疫学研究の型による分類方法**

| 1. 観察研究　observational study |
|---|
| (1) 記述的研究　descriptive study<br>(2) 分析的観察研究　analytic observational study<br>　(i) 横断研究　cross-sectional study<br>　(ii) 縦断研究　longitudinal study<br>　　・症例対照研究　case control study<br>　　・コホート研究　cohort study |
| **2. 介入研究　interventional study** |
| (1) 並行群間比較<br>　(i) ランダム化比較試験　randomized controlled trial (RCT)<br>　(ii) 非ランダム化比較試験　non-randomized controlled trial (non-RCT)<br>　(iii) クロスオーバー試験　cross-over trial<br>(2) その他<br>　前後比較研究　before-after study<br>　歴史的対照　historical control |

る研究である。

　観察研究のうち，記述的研究（descriptive study）は，疾患の分布（distribution），患者の特性（characteristics），診療の実態（practice pattern）などを記述する研究である。分析的観察研究（analytic observational study）には，横断研究（cross-sectional study）と縦断研究（longitudinal study）があり，後者はさらにコホート研究（cohort study）・症例対照研究（case control study）に分けられる。コホート研究は対象者を登録して追跡調査し，転帰が発生する要因を分析する方法である。症例対照研究は転帰が発生した患者と発生しなかった患者をマッチング（matching）し，転帰の要因を調べる研究である。ちなみに，「コホート研究は前向き（prospective），症例対照研究は後向き（retrospective）」と解説されることがあるが，大きな誤りである。臨床研究の多くは，「後向きコホート研究（retrospective cohort study）」に分類される（詳細は第4章）。

## （2）臨床研究の内容による分類

　多くの「臨床疫学」や「臨床研究デザイン」の教科書には，前項に示した疫学研究の型による分類方法が詳細に記されている。本書ではさらに，臨床研究の内容による分類を試みる（**表1-3**）。

　症例報告，症例シリーズは臨床研究の基本である。観察研究の中の記述的研究に該当する。治療効果の比較は，ランダム化比較試験などの介入研究もあるが，観察研究（コホート研究）によることもある。臨床予測モデルは疾患のリスク予測や予後予測などがあり，多くは観察研究（コホート研究）である。診断研究は診断の正確度や一致度を見る研究であり，疫学研究の型としては横断研究が該当する。QOL評価はさまざまなQOL尺度を用いた患者アウトカム評価であり，疫学研究の型によらない。ヘルスサービスリサーチは医療の質評価や診療実態分析

表1-3. 臨床研究の内容による分類

| 1. | 症例報告，症例シリーズ |
|---|---|
| 2. | 治療効果の比較 |
| 3. | 臨床予測モデル |
| 4. | 診断研究 |
| 5. | QOL評価 |
| 6. | ヘルスサービスリサーチ |
| など | |

（practice pattern analysis）などを含み，こちらも疫学研究の型によらない。

　臨床研究には，上記の型にはまらない種々の内容の研究があり，個々の研究内容が疫学研究の型のどれにあてはまるかはあまり重要でないこともある。

## 文献・資料

1) Fletcher R, Fletcher SW. Clinical Epidemiology. The Essentials. 5th edition, 2012
2) Sackett DL, Rosenberg WM, Gray JA, Haynes RB, Richardson WS. Evidence based medicine : what it is and what it isn't. BMJ 1996 ; 312 : 71-72
3) Guyatt G, Cairns J, Churchill D, et al. Evidence-based medicine. A new approach to teaching the practice of medicine. JAMA 1992 ; 268 : 2420-2425
4) Ingelfinger FJ. Health : a matter of statistics or feeling? New Engl J Med 1997 ; 296 : 448-449

## 職業としての学問

　マックス・ウェーバーは19世紀後半から20世紀初頭に活躍したドイツの社会学者である。『職業としての学問』は，1917年にウェーバーが大学生を相手に行った講演の記録である。

　「学問の場合では，自分の仕事が十年たち，二十年たち，また五十年たつうちには，いつか時代遅れになるであろうということは，だれでも知っている。」

　「学問上の『達成』は常に新しい『問題提出』を意味する。それは他の仕事によって『打ち破られ』，時代遅れとなることをみずから欲するのである。」

　学問を究めようとする者は，常にノイエス（Neues）を追い続けなければならない。そしてそれには終わりがない。現在を生きるわれわれ研究者は，過去から未来をつなぐ役割を連綿と引き継いでいることを，ウェーバーは説いている。

　「自己を滅して専心すべき仕事を，逆に何か自分の名前を売るための手段のように考え，どうだ俺はただの『専門家』じゃないだろうとか，どうだ俺のいったようなことはまだだれもいわないだろうとか，そういうことばかり考えている人，こうした人々は，学問の世界では間違いなく何ら『個性』のある人ではない。」

　100年前のウェーバーの言葉は，現在を生きる我々の心にも響くものではなかろうか。売名や他者の承認を求めるためだけの研究は，学問の進歩には何ら寄与しないのである。

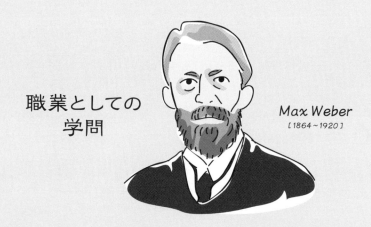

職業としての学問　Max Weber〔1864〜1920〕

# 第2章 症例報告と症例シリーズ

## できる！臨床研究の鉄則

**鉄則10**：まずは症例報告から始める

**鉄則11**：価値ある症例報告を論文化する

**鉄則12**：症例報告では新規性を強調する

**鉄則13**：症例シリーズ研究では一般化可能性を論じる

## 1　症例報告／症例シリーズとは

　症例報告（ケースレポート，case report）と症例シリーズ（case series）は，どちらも観察研究の中の記述研究に該当する。症例報告とは，珍しい症例，特に治療に難渋した症例，などを克明に記録した報告である。症例シリーズは，まとまった数の症例を観察した記述（description）を集め，患者を類型化（classification）するとともに，一定の傾向（trend）やバリエーション（variation）を明らかにする研究である。

　臨床研究の経験がない若手医師・研究者は，**まずは症例報告から始める**ことを推奨する。症例報告は，事例研究（ケーススタディ，case study）と呼ばれることもある。日常臨床から得られる新知識を普及させるための，一つの手段である。通常とは異なる症状や経過，珍しい副

作用や有害事象，診断・治療法の改良や新しい試みなど，従来とは異なる新規性のある事例を克明に報告し，医療のコミュニティの中で情報共有することを目的とする。

症例報告は以下の2種類に大別される。

## （1）研修医のための症例報告

　症例報告は，臨床研究の登竜門ともいえる。初めて学会発表を行う研修医や医学生にとって，着手しやすい研究形式である。筆者自身が約20年前に初めて行った臨床研究が，研修医時代に「外科集談会」で行った学会発表である。

　（当時はまだパソコンからパワーポイントスライドを投影するという方法が普及しておらず，写真フィルムに焼いて紙製の枠にはめ込んだスライドを1枚ずつ映写機で投影するという具合であった。）

　ちなみに「外科集談会」は，ホームページ（http://plaza.umin.ac.jp/~shudanka/）によると，「若手外科医師の登竜門」であり，「明治35年から800回を越える開催回数を有する歴史ある学術集会」である。こうした若手研究者向けの学会発表会は，発表内容そのものの意義よりはむしろ，若手に研究発表の修練の機会を提供するという，教育的な意義が大きい。発表内容自体には学術的な意味であまり見るべきものがないこともあり，論文化するまでの価値がないこともある。

　研修医レベルまでならば，このような研究発表も大いに奨励されよう。

## （2）論文化する価値のある症例報告

　症例報告は，臨床家が困難な症例に遭遇し，その対処に苦慮した経験を，世界中の臨床家と共有するための媒体である。研修医レベルを卒業

表2-1. 症例報告論文に求められる内容

| 1. | 珍しい所見, 特異な臨床経過, 難渋した診断・治療のプロセス |
| --- | --- |
| 2. | 治療に対する稀な有害事象 |
| 3. | 既存の理論に対する疑義 |
| 4. | 新説の説明 |

したら，次のステップとして，**論文化する価値のある症例を見つけ，症例報告論文をジャーナルに投稿することを推奨する。**

症例報告論文を出版するジャーナルの多くは，投稿される報告に**表2-1**のような内容を含めることを求めている。

近年，メジャーなジャーナルは，症例報告論文を掲載しない方針に変えている。一方で，症例報告に特化したジャーナルも増えている。日本外科学会は英文誌 Surgery Today に加えて，2015年から症例報告に特化した Surgical Case Reports を発刊した（それにより Surgery Today には症例報告が掲載されなくなった）。国際誌では，BMJ Case Reports, Clinical Case Reports, Journal of Medical Case Reports（BMC）などが比較的有名である。

症例報告に特化したジャーナルは一般にインパクト・ファクター（impact factor）を公表していない。症例報告はあまり引用されないため，インパクト・ファクターがついたとしても低い値になるためである。症例報告ジャーナルは，インパクト・ファクターよりも，情報共有や教育的な価値に重きを置いている。

# 2 症例報告論文を書こう

　症例報告を行う際，患者の同意は必須である。患者の同意書の提出は，投稿時に求められる。症例報告の執筆開始前に同意書を取得しておこう。患者が特定される可能性のある情報を開示してはならない。特に患者の写真は注意を要する。

　症例報告は，一般的には，

> 抄録（Abstract）
> 緒言（Introduction）
> 症例（Case）
> 考察（Discussion）
> 結論（Conclusion）

で構成される。

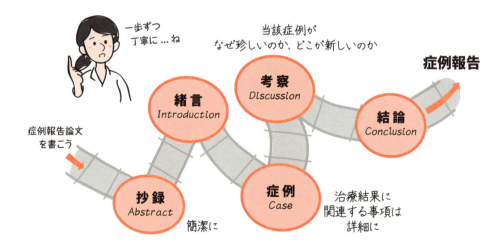

（ⅰ）抄　録

　症例報告の抄録は通常，150ワード以下とごく短い．抄録では，症例が伝える新規性のある内容とその考察について，簡潔に要約する．

（ⅱ）緒　言

　症例に関わる問題提起を，関連文献の引用も含めて，簡潔に記載する．

（ⅲ）症　例

　症例の詳細につき，以下の順序で記述する．

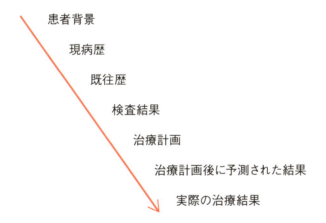

　治療結果に関連する事項は詳細に記述する．治療結果と関連しない事項の記載は不要である．

(ⅳ) 考　察

　　緒言で記述した内容を発展させ，当該症例に注目すべき理由，症例が提起している問題点の重要性を強調する．まず，症例に関連する文献のレビュー結果を簡潔にまとめる．次に，患者が抱える病状・病態に関する先行研究結果や既存の理論について記述する．

　　先行研究のデータを示しつつ，**当該症例がなぜ珍しいのか，どこが新しいのか**を強調して書こう．特に，その症例がたどった特異な経過，想定外の所見や治療結果などを記し，診断や治療に難渋したポイント，試行的に行った治療の望外の効果，予測されなかった副反応などがあれば，それらが起こったと考えられるメカニズムや作用機序について考察しよう．

　　その際，提起している問題について，当該症例は既存の知識や理論を裏づけるものなのか，あるいは未知の内容を含み新しい知識を与えるものか，既存の理論を覆すものか，といった点を突っ込んで考察しよう．最後に，その症例報告が，日常臨床にどのように貢献しうるかを簡潔に記述する．

(ⅴ) 結　論

　　症例報告すべてを代表するキー・メッセージを伝える．観察結果に基づく臨床的な提言や，同様の症例に読者があたった時にどう対処すればよいか，などを示してもよい．

# 3 症例シリーズ研究

　症例報告が一例一例の背景や経過について詳記するのに対し，症例シリーズはまとまった数の症例の中で観察された一定の傾向を示すとともに，患者の背景や経過の類型化を試みる。「まとまった数」がどの程度かについて，特に基準はない。

　同じ疾患であっても，症状・経過は千差万別である。同じ疾患の患者をある程度集めて，その背景や症状・徴候のバリエーション，治療への反応の違いなどを記述することは，読者である臨床家にとって価値のある内容となりうる。

　また症例シリーズ研究では，**得られた結果の一般化可能性を論じる**ことも重要である。

## Column 3　偶然は三度起こらない

　今から半世紀以上も昔，オーストラリアのシドニーでの出来事である。産婦人科医であるマクブライド医師は，両上肢が欠損している新生児を診察した。彼はその痛ましい姿に心を痛めながら，どうすることもできなかった。その後まもなく彼は，両上肢が欠損した別の新生児を診た。偶然は重なるものだ。2人の新生児は両上肢が欠損しているほかは特に共通点を認めないようだ —— 当初，彼は漠然とそう考えた。

　ところがその後，彼は両上肢が欠損した3人目の新生児を目にすることになる。わずか6か月の間に3人。もはや偶然ではない。偶然は三度起こらない。彼は3人の新生児とその母親の病歴を確かめ，ある一つの共通点を見いだした。3人の母親は，妊娠中にサリドマイドを服用していた。彼は妊婦のサリドマイド服用と先天奇形の関連を疑い，Lancet にレターを書いて送ったのである[1]。

　症例報告はこのように，未知で重篤な有害事象に対して警告を発するという，重要な役割も担っているのである。

### <例1> くも膜下出血の初発症状

　くも膜下出血（subarachnoid hemorrhage）の初発症状は，典型的には「金づちで殴られたような激しい頭痛」といわれる。しかし中には，「頭が重い」，「気分が悪い」，「めまいがする」，「目が見えにくい」といった非典型的な症状を訴える患者もいる。

　ある症例シリーズ研究では，205例のくも膜下出血患者が集められた。なお，死亡例，高度の意識障害例および発症時の記憶がない例は除外された。205例の初発症状は以下のように類型化された[2]。

---

- 「激しい頭痛が急激に起った」いわゆる典型例 ……… 129例（62.9％）

- 「激しい頭痛」以外の症状を呈した非典型例 ………… 76例（37.1％）
  そのうち「全経過を通じて頭痛は感じなかった」…… 16例 （7.8％）

---

　この報告は臨床家にとって非常に有用な情報を含んでいる。くも膜下出血で病院にたどり着いた高度意識障害のない患者が訴える初発症状のうち，約3分の1は「激しい頭痛」以外の非典型症状であったという。「激しい頭痛」を訴えていなくても，実はくも膜下出血であることが意外に多い。この報告を目にした臨床家は，明日から，頭痛の患者を診る時の診療態度が少し変わるかもしれない。このように日常臨床のプラクティスに影響を与えうる報告は，大変価値がある。

### <例2> 悪性高熱の発生割合

　悪性高熱症（malignant hyperthermia）は全身麻酔の重篤な合併症の一つである。吸入麻酔薬および脱分極性筋弛緩薬（スキサメトニウム）が誘引となることが実験的に示唆されている。しかし，極めて稀な疾患であり，これまで症例報告しかなく，発生割合（incidence proportion）に関する正確なデータはなかった。

　本邦における全国レベルの入院患者データベースを用いて，2006～2008年の間に全身麻酔による手術を受けた1,238,171例を調査した結果，そのうち17例に悪性高熱を認めた。すなわち，悪性高熱の発生割合が約73,000例に1例であることが明らかになった[3]。

## 📋 文献・資料

1) McBride WG. Thalidmide and congenital anomalies. Lancet 1961；278：1358
2) 藤岡 正導, 村上 雅二, 小山 太郎, 他. 頭痛のないクモ膜下出血. 脳卒中 2000；22：253
3) Sumitani M, Uchida K, Yasunaga H, et al. Prevalence of malignant hyperthermia and relationship with anesthetics in Japan：data from the diagnosis procedure combination database. Anesthesiology 2011；114：84-90

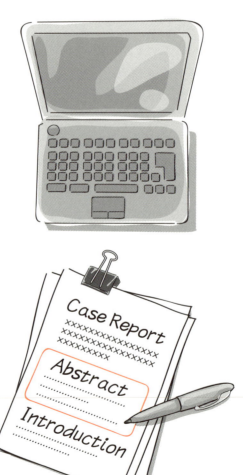

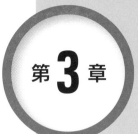

# 第3章 臨床研究のデザイン力を磨く

## できる！臨床研究の鉄則

**鉄則14**： CQのネタ帳を持ち歩く

**鉄則15**： あまたの情報源からCQをかき集める

**鉄則16**： 先行研究の行間を読む

**鉄則17**： CQをPE（I）COに当てはめ FINERをチェックする

**鉄則18**： 研究は実施可能（feasible）でなければならない

**鉄則19**： 読者にとって興味深い（interesting）研究でなければならない

**鉄則20**： 研究テーマが新規（novel）でオリジナルでなければならない

**鉄則21**： 研究方法が倫理的（ethical）でなければならない

**鉄則22**： 患者にとって切実な問題と関連（relevant）していなければならない

**鉄則23**： 研究計画書を書いたらすぐに論文を書き始める

# 1 クリニカル・クエスチョンを紡ぎ出す

## （1）クリニカル・クエスチョンは現場に転がっている

日常臨床の現場で，次のような疑問を抱くことはないだろうか？

> 「この症状はこの疾患と関連しているのだろうか？」
> 「この患者に対して，この治療はどれぐらい効果があるのか？」
> 「この検査を追加すると診断の正確度はどれぐらい上がるのか？」

このような日常臨床の現場で生まれるありのままの疑問を，クリニカル・クエスチョン（clinical question, CQ）と呼ぶ。CQ は臨床現場にいる臨床家にしか思いつかない。このような CQ こそ，臨床研究の「ネタ」になるのである。

**自前の「ネタ帳」を肌身離さず持ち歩くことをお勧めする。**このシンプルな方法を，多くの作家やお笑い芸人たちも実践しているそうである。日常の中で，「面白い」と感じたことはふだんからメモを取る。すぐに使えそうなネタ，使えるかどうかわからないネタ，もっと練らないと使えないネタ，何でもその場でメモを取る。そういった習慣は，臨床研究を実践したい若手研究者にもきっと役に立つであろう。日常臨床で遭遇するふとした疑問を，診療の合間に書き留めておくのである。

「ネタ」の出所は，診察室だけとは限らない。検査室や手術室で「ネタ」に遭遇するかもしれない。カンファレンスや症例検討会，論文抄読会の最中に，「ネタ」が浮かぶかもしれない。

### （2）さまざまな情報源からCQを紡ぎ出す

自分の専門領域の医学雑誌は毎号目を通すこと，学会に出席してホット・トピックスの動向を見定めることも重要である。他の分野で用いられている概念，検査・治療などの技術，研究方法論上のアプローチなどを，自身の専門分野に導入することによって，新規の研究を立ち上げることもできる。最近は医療系のメディアも増えている。CareNet（http://www.carenet.com/）などの医療系のニュース記事を読んでいるうちに，「ネタ」が閃くかもしれない。

**あまたの情報源からCQをかき集める**ことが大事である。情報を集めることは，単に自分の技能や知識を向上させることに役立つばかりではなく，新しい臨床研究というクリエイティブな活動の源泉になる。

## 2 クリニカル・クエスチョンからリサーチ・クエスチョンへ

### （1）PE（I）COへのあてはめ

日常臨床からクリニカル・クエスチョン（CQ）を紡ぎ出しただけでは，すぐに臨床研究を始めることはできない。次のステップとして，CQからリサーチ・クエスチョン（research question，RQ）への定式化が必要となる。まだ頭の中でモヤモヤしている不確かなCQを，検証可能（testable）なRQに昇華させる作業である。RQとは，CQを構成する要素をPE（I）COという枠組みにあてはめ，研究の目的・仮説を明確化したものである。

表3-1. PE（I）CO

| P | Patient（患者）, Population（集団） |
|---|---|
| E（I） | Exposure（曝露） または Intervention（介入） |
| C | Control（対照） |
| O | Outcome（アウトカム） |

　PE（I）COとは，Patient（患者），Exposure（曝露）またはIntervention（介入），Control（対照），Outcome（アウトカム）の頭文字をつなぎ合わせたものである（**表3-1**）。特に仮説検証型の研究では，PE（I）COへのあてはめによる，CQからRQへの定式化が重要となる。

　仮説の検証可能性に関する原則として，可測性（measurability），定量性（quantitativity），比較可能性（comparability），尤もらしさ（plausibility）の4つが挙げられる。可測性とは，厳密な測定原理に基づく適切な測定手段を用いて，測定できることを指す。定量性は，測定値の統計分析が可能であることを意味する。比較可能性とは，適切な対照が設定できることである。尤もらしさとは，測定結果が生物学的または臨床的に尤もらしい条件を備えていることである。PE（I）COは，これら4つの原則を満たし，仮説の検証可能性を担保するための作業フレームと考えることができる。

　なお，比較対照がない記述疫学研究にPE（I）COはあてはまらない。診断研究もPE（I）COへのあてはめはできない。仮説がない探索的研究でもPE（I）COを作ることはできないし，そうする必要もない。

## (2) 先行研究のレビュー

### (i) 文献検索

PE (I) CO の枠組みが大まかに定まった段階で，詳細な文献検索を行い，PE (I) CO をさらに洗練させる必要がある。

文献検索には，医学全域をカバーする PubMeb の検索サービスが便利である。コクラン共同計画の CENTRAL (The Cochrane Central Register of Controlled Trials) もぜひ活用したい。そのほか，薬剤領域の研究が多い EMBASE (Excerpta Medica dataBASE)，看護領域に強い CINAHL (Cumulative Index to Nursing and Allied Health Literature) などもある。

PubMed マニュアル (http://www.lib.m.u-tokyo.ac.jp/manual/pubmedmanual.pdf) は，詳細かつわかりやすいので，ぜひ参照されたい。忙しい臨床家が読むべき論文を厳選するためのコツとして，PubMed の Filter (絞り込み) 機能の活用を推奨する。デフォルト以外の Filter 機能を表示させるには，画面上の "Show additional filters" をクリックする。Journal の項目で "core clinical journal" を選択することにより，主要誌に掲載された比較的質の高い論文のみを検索可能である。

### (ii) 先行論文の行間を読む

CQ から RQ へ定式化しても，その RQ は既に先行研究で検証済みかもしれない。臨床的に決着がついてしまっている問題であれば，新規性のある研究はまず無理であって，わざわざ追試を行う意味もない。

しかし，過去に同じテーマの先行研究が既に複数存在するからといって，そこであきらめる必要はない。先行論文を批判的に吟味し，「何が明らかになっているか？」という視点からさらに発展して，「まだ明らかになっていないことは何か？」を探索する視点が重要である。すなわち，**先行論文の行間を読む**のである。先行研究にはない部分，足りない

部分を見つけ，それを補う新たな研究を計画することが大事である。また，先行研究と類似したテーマであっても，先行研究の限界を克服する研究ができれば，充分に新規性のある研究となる。

下記のポイントを押さえつつ，日ごろから先行論文の行間を読む習慣を身につけよう。

### ① Patient

先行研究が，大学病院や高度救急医療施設などだけから症例を集めている場合，外的妥当性（external validity）が担保されているとはいいがたい。より一般的な対象に広げれば，新規性を生み出すことができる。先行研究の組み入れ基準（inclusion criteria）と除外基準（exclusion criteria）にも着目しよう。ランダム化比較試験（randomized controlled trial, RCT）は，厳密な組み入れ基準を設定していることが多く，高齢者や合併症を有する患者は除外されることが多い。これらの患者も対象にした新たな研究を実施すれば，新規性を生み出すことができよう。

同じ治療法であっても，異なるタイプの患者を対象にすれば，新規性のある研究になる。あるがん腫に効果が証明された治療法を，他のがん腫に適用して効果を検証すれば，充分に新しい研究である。

### ② Exposure / Intervention

先行研究にはない，診断法や治療法の工夫や改良があれば，それを検証することで新規性を担保できる。例えば薬剤の効果比較に関する研究の場合，先行研究では検討されていない薬剤の投与量・投与期間・投与方法を新たに検討するだけでも，新しい研究になる。

### ③ Control

特に効果比較研究では，対照の設定が極めて重要となる。新しい治療Aの効果を検証する場合，Exposure/Intervention を治療A，Control

を治療なしと設定することが困難なこともある．Control を別の既存の治療 B に設定することもある．CQ によっては，治療 A と B の併用群と治療 B 単独群を比較することにより治療 A の効果が検証可能となる．

#### ④ Outcome

先行研究で既に検討されているアウトカムがわかれば，逆に，まだ検討されていないアウトカムを把握できる．短期の予後しか検討されていなければ，長期の予後を検討すれば新しい研究になる．アウトカムの測定法を工夫し，先行研究よりも正確度の高い結果が得られれば，新規性のある研究となる．

### (3) FINER のチェック

優れた RQ が備える条件として，実施可能であること（feasible），興味深い内容であること（interesting），新規性があること（novel），倫理的であること（ethical），患者にとって切実な問題と関連（relevant）していることが挙げられる（**表3-2**）．各々の頭文字を取って FINER と呼ばれる[1]．

表3-2. FINER

| | | |
|---|---|---|
| F | 実施可能（feasible） |
| I | 興味深い（interesting） |
| N | 新規性がある（novel） |
| E | 倫理的（ethical） |
| R | 患者にとって切実な問題と関連（relevant） |

（i）Feasible

　　臨床研究デザインにおいて，**実施可能性（feasibility）はとりわけ重要である。絵に描いた餅はいらない。**自ら確保できる研究フィールドであるか，あるいは研究協力者の助力が得られれば研究フィールドを拡大できるか？ 研究目的に沿った標的集団（target population）を選定しリクルートすることは可能か？ 患者の同意は得られるか？ その集団からデータを効率的に収集できるか？ 研究に必要な予算を獲得できるか？ これらの点についてあらかじめ考慮しておく必要がある。

　　実施可能性の面から，さまざまな妥協が必要になることもある。ランダム化比較試験が非現実的であり，観察研究で考え直す必要も生じる。その一方で，内的妥当性を最大限向上させたり，外的妥当性に配慮することも必要となる。

（ii）Interesting

　　研究の対象領域と同じ領域の臨床家，研究者，医療政策の意思決定者などを含むすべての読者にとって，**興味深い（interesting）内容でなければならない。**

（iii）Novel

　　**内容に新規性（novelty）や独自性（originality）があることも重要な要件である。**既存の研究の二番煎じでは，高い評価は得られない。ただし，独自性にこだわるあまり，奇をてらった内容の研究に走ることは慎むべきである。

（iv）Ethical

　　**研究の方法が倫理的でなければならない。**特に介入研究において，侵襲的な介入では想定されるリスクと期待できるベネフィットを充分に比較衡量しなければならない。

(ⅴ) Relevant

患者にとって切実な問題と関連（relevant）していなければならない。単なる知的好奇心を満たすための研究は無意味である。

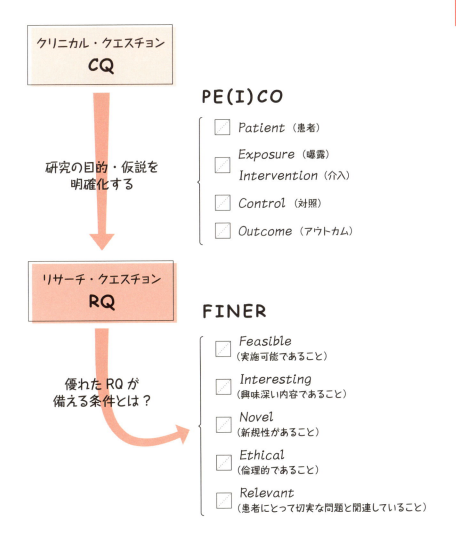

## （4）PE（I）CO の実例

　ここでは，東京大学大学院の臨床疫学講義において，受講生たちがまとめた，CQ → RQ の定式化に関するレポートの一部を紹介しよう。本人たちの同意を得ているが，名前は伏せている。

---

**実例 ❶** 後向きコホート研究

**実例 ❷** 後向きコホート研究

**実例 ❸** 前向きコホート研究

**実例 ❹** 同一個人内で介入とコントロールを比較する前向き研究

**実例 ❺** ランダム化比較試験

**実例 ①**

## ICU入室患者のせん妄を薬剤によって予防できるか？

### (i) CQの背景

　ICU入室中のせん妄は生命予後を悪化させることが報告されている。

　せん妄に対する薬剤の予防効果について，haloperidol, risperidone, ramelteonの有効性を認めた過去3つのRCTでは，対象集団の組み入れ基準が厳しく，症例数も不充分（$n=68〜557$）であった。また，rivastigmineは過去の1つのRCTでは有効性を認めなかった。

### (ii) PE (I) COへのあてはめ

P：ICU入室患者

　**除外基準** 入室時に意識障害やせん妄がある患者。
　患者本人の同意が取れないケース。

E：haloperidol, risperidone, ramelteonのいずれかの投与

C：haloperidol, risperidone, ramelteonのどれも投与されない

O：せん妄の発症割合，28日死亡率，ICU滞在日数，入院日数
　せん妄の診断にはCAM-ICU（Confusion Assessment Method for the ICU）を使用する。

### (iii) FINERのチェック

F：RCTは倫理的・費用的な観点から困難である。多施設共同のICU患者のデータベースを構築し観察研究を行うこととすれば，実施可能性は高まり，RCTと比べて症例数の確保も期待できる。考えられる交絡因子に関するデータを収集し，データベースに蓄積する必要がある。

I：救急・集中治療領域の医師，精神科医，看護師，薬剤師にとって関心が高い。

N：せん妄は最近のトピックスであるが，過去の研究は症例数も少なく，組み入れ基準も厳しく，一般化可能性が低い。さまざまなタイプのICU患者に対象を広げることにより，新規性を担保できる。

E：観察研究であれば倫理的な問題は比較的少ない。

R：薬剤によってせん妄の発症を抑制できれば，ICU患者の生命予後改善に役立つ可能性がある。

**実例 ❷** 脳卒中後の患者に対する予防的な骨粗鬆症薬投与は大腿骨頸部骨折の受傷率を減らすか？

### (i) CQ の背景

　脳卒中後の大腿骨頸部骨折の頻度は37骨折/1000人・年であり，コントロールに比べ2～4倍のリスクがある。

　脳卒中後に大腿骨頸部骨折が生じやすい主な原因の一つは，身体活動性の低下による骨粗鬆症進行である。もう一つは麻痺による転倒リスクの増大である。

　脳卒中後の歩行安定性改善・転倒防止を目的としたリハビリテーションの有効性についてはコンセンサスが得られているものの，骨粗鬆症薬を使用すべきかについてはまだ結論が得られていない。日本のガイドラインでは使用が推奨されているものの，骨折予防効果は乏しいとする報告もあり，海外のガイドラインでは骨粗鬆症薬使用に関するコメントすらされていない。

### (ii) PE（I）CO へのあてはめ

P：脳卒中後遺症で移乗・歩行が自立していない患者
　（Functional Independent Measureが2～6）
E：何らかの骨粗鬆症薬が投与されている
C：骨粗鬆症薬が投与されていない
O：大腿骨頸部骨折の受傷

### (iii) FINER のチェック

F：既に市販されている薬剤であり，RCTは倫理面・費用面から困難である。そのため観察研究で行う。対象は，単施設の脳卒中入院患者とする。後向きコホート研究のデザインで，カルテ・レビューにより症例を収集する。患者の背景，脳卒中の治療，その後の外来フォローアップ，骨粗鬆症薬の内服状況・日常生活動作能力，大腿骨頸部骨折の受傷による入院，などを後方視的に調査する。

I：脳卒中患者を診療する神経内科や一般内科医，リハビリテーション科にとって興味深い。

N：骨粗鬆症薬による脳卒中後の骨折予防について，2009年度版『脳卒中治療ガイドライン』では，複数の薬剤がグレードBで推奨されている。しかし，これらはいずれも日本の比較的小規模の研究の結果から導かれており，海外のガイドラインでは推奨されていない。脳卒中発症後の骨粗鬆症の加療の意義は未だ不明である。

E：観察研究で検討することに倫理的な問題はほぼないと考えられる。

R：脳卒中後は嚥下障害も生じやすく，内服が困難な例も多い。一部の骨粗鬆症薬は脳卒中再発の原因となる心房細動のリスクを上げる疑いがある。脳卒中患者特有のこうした骨粗鬆症薬内服に関わるリスクに対し，内服により大腿骨頸部骨折を予防できるというベネフィットが上回るかどうかを検討することは，現在骨粗鬆症薬を処方されている患者にとっても，逆に処方されていない患者にとっても必要であり，患者の利益になる。

**実例 ❸**   75歳以上の脳出血急性期患者に対して
降圧強化療法は有効か？

## (i) CQの背景

　脳出血急性期の降圧管理の目的は，再出血の予防と頭蓋内圧の低下である。しかしながら急激な血圧低下は脳還流圧を低下させ，脳虚血をもたらす危険性がある。

　脳出血急性期患者における降圧強化療法の有効性・安全性を検討したいくつかのRCTでは，3か月後の死亡率や重度機能障害の発生率は降圧強化療法群と降圧標準治療群で有意な差はなかった。

　しかし，いずれの研究も対象患者の平均年齢は60～63歳であり，75歳以上の高齢者を対象とした研究はほとんどない。

## (ii) PE (I) COへのあてはめ

P：75歳以上の脳出血急性期入院患者
　　**除外基準** 緊急血腫除去術を要する可能性がある脳出血，深昏睡の患者など
I：降圧強化治療を受ける（収縮期血圧目標値110～139mmHg）
C：降圧標準治療を受ける（収縮期血圧目標値140～179mmHg）
O：一次アウトカムは3か月後の死亡率，重度機能障害の発生率。二次アウトカムは72時間以内の有害事象（血腫増大，脳梗塞，神経学的症候悪化，臓器障害）

## (iii) FINERのチェック

F：日常臨床の延長であり，患者・医療従事者の追加的な負担もそれほど大きくないため，feasibleと考える。前向きコホート研究とし，降圧強化治療か降圧標準治療の選択は各施設・各担当医の意志決定に委ねることとする。しかし，どちらの治療法も明確なプロトコールを事前に作成し，どちらを選んだとしてもその後はそれを順守してもらうことが不可欠となる。
I：脳出血急性期患者の治療に携わる脳神経外科，神経内科，集中治療科，救急科領域の医療関係者にとって興味深いテーマである。
N：先行研究の対象者の平均年齢は60～63歳であり，75歳以上の高齢患者を対象とした本研究は新規性がある。
E：Safety outcomeの設定や除外基準を設定することで，倫理的な問題はクリアできると考えられる。
R：脳出血による死亡や重度機能障害のリスクが減少し，重篤な有害事象の発生率が少ない降圧治療の方法が確立できれば，患者にとって切実な問題の解決策となりうる。

**実例 ❹** シスプラチン投与の副作用の一つである聴力障害を，鼓室内ステロイド投与によって予防できるか？

## (i) CQ の背景

　シスプラチンは抗腫瘍効果が優れる反面，容量依存性の副作用もある。聴力障害は，①発症を予測できない，②両側性かつ進行性，③不可逆性，④発症頻度の高さという観点から，深刻な問題である。他の急性感音難聴（いわゆる突発性難聴など）の場合と同様にステロイド全身投与が試みられることがあるが，有効性は明らかでない。鼓室内ステロイド投与法は，経鼓膜的に中耳腔へステロイドを注入し，正円窓から内耳へ吸収させ，蝸牛内に豊富に存在するとされるステロイド受容体へ効率よくステロイドを吸収させる方法である。内耳（蝸牛）血液関門があるため全身投与された薬剤は内耳へ到達しづらいが，その点をクリアしうる方法でもある。通常25G程度の細い穿刺針を用い0.5～1.0m$l$程度，鼓室が充満するくらいの量が注入され，ゆっくりと耳管を経て上咽頭へ排泄される。ステロイド全身投与が不可能な患者にも適応がある。穿刺針は非常に細いため，穿刺で生じる孔は通常数日で閉鎖する。

## (ii) PE（I）CO へのあてはめ

P：シスプラチン投与の適応がある成人がん患者

　**除外基準** 19歳以下，ベースライン調査の純音聴力検査にて難聴を認めた者，鼓膜穿孔，慢性中耳炎・滲出性中耳炎の既往，頭部へ放射線治療歴，上咽頭がん，顕微鏡下処置に耐えられない者

I：介入耳への鼓室内デキサメサゾン投与
C：コントロール耳への生理食塩水投与
O：聴力の低下（純音聴力検査，耳音響反射，聴性脳幹反応により測定）

## (iii) FINER のチェック

F：同一個人の一方の耳が介入群，他方の耳がコントロール群である。患者はどちらの耳へデキサメサゾンを投与されたのかわからないようにする。聴力検査技師もどちらが介入耳かわからないようにする。聴力検査技師の人数と検査時間を確保すること，前後で鼓膜および聴力評価の判断をする耳鼻科医の協力を得られることが必要である。
I：シスプラチン投与適応のあるがん患者とその担当医・耳鼻科医にとって興味深い。
N：本研究と同様に同一患者の対側耳をコントロールとした海外先行研究は少数あるが，結論が得られていない。さらに，評価方法として，高周波数聴力の閾値を他覚的に評価できる聴性脳幹反応を加える点でも新規性がある。
E：もともと耳疾患のない患者において，健康な鼓膜を穿刺し液体を注入するという侵襲を加えるため，患者への充分な説明と同意が必要となる。万が一，小穿孔が残ってしまった場合でも，外来レベルで閉鎖する処置が可能であることと，25G針による小穿孔で聴力障害や日常生活に支障をきたすことは起こりえないことを充分に説明する。

R：数回の鼓室内デキサメサゾン投与により，シスプラチンの聴力障害を予防できることが明らかになれば，患者のQOLの維持につながる。聴器毒性のためにシスプラチンを中止または減量せざるをえない症例でも，本治療との併用により，シスプラチンの投与が一定程度許容される可能性もある。

## 実例 ❺ 塩酸リトドリンの長期投与は切迫早産に対して有効か？

### (i) CQ の背景

　本邦では切迫早産に対する短時間作用型β刺激薬（塩酸リトドリン）が子宮収縮抑制薬として経口薬および注射剤の保険適応があり，産科の日常診療においてルーチンに使用され，週単位や月単位で長期投与されることも多い。しかし米国では，切迫早産に対するβ刺激薬（テルブタリン）の注射剤について重篤な副作用の報告があった。それを受けて米国食品医薬品局（FDA）は2011年に，切迫早産に対するβ刺激薬はリスクを明らかに上回る有益性が想定される場合のみ使用し，48～72時間以上の使用は禁止とした。経口薬も産科での使用を禁忌としている。また欧州医薬品庁は同薬に対し2013年，「経口剤および坐剤の産科適応での承認を取り消す。注射剤に関しては妊娠22～37週の間の最大48時間に使用を制限して適応を継続する」と発表した。

　リトドリンについての2編のRCTは1986年，1992年出版と古い。どちらもリトドリンは投与開始後の短期間（1日以内，48時間以内）での分娩を減らすという結果であったが，新生児の予後に関しては有意差を認めなかった。

### (ii) PE（I）CO へのあてはめ

P：切迫早産の診断で入院し，塩酸リトドリンの経静脈持続投与が開始され，投与開始後24または48時間以内に塩酸リトドリン100μg/min以下の用量で投与量を固定された，入院時の週数が妊娠22週0日～妊娠35週6日の妊婦
　　**除外基準** 破水，妊娠高血圧症候群，発熱，感染症，胎児/胎盤/羊水の異常
I：塩酸リトドリンの投与開始後48時間で塩酸リトドリンが入っていない補液に変更
C：投与開始48時間以降も同じ用量の塩酸リトドリンの投与を継続

O：一次アウトカムは，分娩週数，投与開始後の妊娠継続期間。二次アウトカムは，治療の失敗（塩酸リトドリンの再投与，副作用や効果不良による他の薬剤への変更），新生児予後（新生児死亡，人工呼吸器使用日数，NICU在院日数など）

### (iii) FINERのチェック

F：RCTを計画する。48時間以降に子宮収縮が増強するなど，臨床現場で医療者が塩酸リトドリンの追加投与が必要であると判断した場合には，それも可能とする。48時間以降の治療における用量のコントロールは医療者が自由にできるようにする。それにより，従来どおりの治療方法を変えなくてもよいため，医療者側の負担はあまり増えない。したがって，妊婦，産科および新生児科スタッフに充分に説明し理解を得られれば，feasibleであると考える。しかし，症例数を確保するためには多施設での症例登録が必要となる。

I：産科のガイドラインでも切迫早産に対する塩酸リトドリンにエビデンスが充分ないことは問題視されており，産科医にとっては興味深い。国際的な治療と異なる日本の治療の有効性を評価することは意義がある。

N：過去には塩酸リトドリンとプラセボ薬についてのRCTが行われているものの，20年以上前であり，より進歩した周産期医療のもとでの評価が必要である。さらに塩酸リトドリンの長期投与については，短期治療との比較研究がまだ為されておらず，新規性はある。

E：Fとも関連するが，エビデンスのある治療は適切に実施すること，レスキュー治療を設けることなどにより，倫理的な問題をクリアできるのではないかと考える。

R：仮に塩酸リトドリンの長期投与に有意な効果が認められないのであれば，治療の適応を限定するなどにより，塩酸リトドリンによる有害事象の発症リスクを減らすことができる。また，塩酸リトドリンを投与しなければ長期入院の必要性がなくなるため，患者本人や家族の精神的・経済的負担も減らすことができ，長期入院臥床による血栓症や筋力低下などのリスクを減らすことができるかもしれない。

# 3 研究プロトコール

## (1) 研究プロトコールの作成

　CQを立て，PE（I）COを立案し，先行文献レビューを通してPE（I）COを洗練し，FINERをチェックし，CQをRQに昇華できたら，次に研究プロトコールの作成に取りかかろう。

　プロトコールの作成は，考えを整理することが第一の目的である。論理的で，目的が明確で，効率のよい研究の実現にこぎつけるために，必須のプロセスである。研究費の申請時，倫理委員会への申請時には研究プロトコールを書く必要がある。臨床試験の場合は事前に研究プロトコールを作成し，登録しておく必要がある。

　表3-3に一般的な研究プロトコールの構成を示す。

## (2) いつ論文を書き始めるか？

　多くの研究者は，データ収集が終わり，統計解析が終わった後から，論文を書き始める。あるいは，最終結果を学会発表し終わってから，ぼちぼち論文を書き始める——はっきり言おう。遅すぎる。

　**論文は，研究プロトコールを書き終えた直後，データを取りにかかる前から書き始めよう。**研究プロトコール作成が終わった段階で，既に先行文献レビューは完了しているはずである。研究の背景・目的は既に固まっている。したがってこの時点で，論文のIntroductionはほぼ全部書けるし，Methodsも書き始めることができるはずである。

　逆に言えば，調査を実施する前に，先行研究のレビューを完了させ，研究の背景・目的・方法をしっかり固めてから，データを取りにかからなければならない。

## 表3-3. 研究プロトコールの構成

| I. | リサーチ・クエスチョン |
|---|---|

| II. | 研究の背景と目的 |
|---|---|

既に明らかになっていることは何か？（What is already known？）
まだ明らかになっていないことは何か？（What remains unknown？）
研究の目的（The aims of the present study）

| III. | 研究の型 |
|---|---|

介入研究か？ 観察研究か？
前向き研究か？ 後向き研究か？
その他の型の研究か？

| IV. | 研究期間 |
|---|---|

| V. | 対象者 |
|---|---|

対象者の組み入れ基準・除外基準
対象者のリクルート：実際にアクセスできる患者集団から，
研究の組み入れ基準を満たす対象者をどのようにリクルートするか？

| VI. | 測定項目 |
|---|---|

リスク因子・予後因子
交絡因子
アウトカム

| VII. | 統計分析 |
|---|---|

サンプルサイズの推計，データ加工・データ解析の計画

| VIII. | 期待される結果 |
|---|---|

論文出版の実績を挙げている研究者は，データ収集を完了する前に Introduction, Methods の執筆を完了し，データが収集されたらすぐに解析して Results, Discussion を一気に書き上げ，Abstract と Title も作成して，すぐに投稿してしまう。

　研究を始めたのに，なかなか論文を書き上げられない研究者は少なくない。そのような研究者はたいてい，以下のような問題を抱えている。

## （ⅰ）研究デザインが不適切

　リサーチ・クエスチョンが曖昧であり，研究仮説もはっきりしない。研究結果の妥当性に関する考慮が不充分である。統計分析手法についてもあまり考慮せず，データを取った後に，統計ソフトが何とかしてくれると誤解している。

## （ⅱ）研究プロトコールの作成が不充分

　先行文献のレビューも不充分であり，研究の背景・目的・方法をしっかり固めないまま，何となく調査を始めてしまう。データの取り方が，当初のリサーチ・クエスチョンに合わなくなっている。

### 文献・資料

1) Hulley SB, Cummings SR, Browner WS, Grady DG, Newman TB. Designing Clinical Research. Lippincott Williams & Wilkins, 4th edition, 2013

## 客に出せる料理をつくる

筆者は仕事柄，臨床家から統計解析に関する質問や依頼をたびたび受ける。

「集めたデータの統計解析方法がわからないから，解析を代行してほしい」という依頼がときにある。困ったことに，そういった依頼ではたいてい，取られたデータの中身がお粗末である。そもそもの研究デザインやデータの取り方に，解決できない問題を抱えていることが多い。

拙書『必ずアクセプトされる医学英語論文　完全攻略 50の鉄則』にも書いたとおり，研究を始めたはよいが，なかなか論文にまとめられない研究者が少なくない。充分な下調べをせず，研究デザインを固めないまま，やみくもにデータを取りにかかる。データを取りさえすれば，統計ソフトが何とかしてくれると勘違いしている。研究仮説もはっきりせず，とりあえず取ってしまったデータをやみくもに統計ソフトにぶち込んで，P＜0.05が出たらそれに合う仮説を考え始める。こういう泥沼にはまり込んでいる臨床家を，筆者は何十人も見てきた。読者諸氏は，臨床研究デザインの重要性を肝に銘じていただきたい。

料理人は，あらかじめ献立を考え，それに沿って吟味された食材を調達し，食材に合った繊細な調理を施す。臨床研究を行う研究者は，あらかじめ臨床研究デザインを構築し，それに沿って慎重にデータを収集し，データに合った繊細な統計解析を施さねばならない。臨床研究を行いアクセプトされる論文にまとめるプロセスは，「客に出せる料理をつくる」過程と同じである。

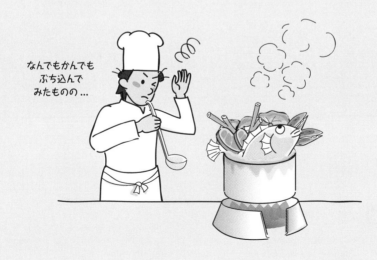

# 第4章 臨床研究に必要な疫学の基礎

### できる！ 臨床研究の鉄則

**鉄則24**： 内的妥当性と外的妥当性の違いを理解する

**鉄則25**： 偶然誤差と系統誤差の違いを理解する

**鉄則26**： 三種のバイアス（選択・測定・交絡）を理解する

**鉄則27**： 観察研究とは「交絡との戦い」である

**鉄則28**： コホート研究が前向き・大規模・長期の研究とは限らない

**鉄則29**： 前向きコホート研究が後向きコホート研究より質が高いとは限らない

**鉄則30**： 症例対照研究の対照群は源集団を代表していなければならない

## 1　内的妥当性と外的妥当性

　科学研究の目的は，研究の結果から普遍的真理に関する推論（inference）を導くことである。研究結果から導かれる結論の妥当性（validity）が，研究の価値を決定する。**妥当性には，内的妥当性（internal validity）と外的妥当性（external validity）がある**。研究の遂行にあたっては，結論の妥当性を脅かす誤差（error）の影響をいかに最小限にとどめるかが重要となる。内的妥当性をできるだけ高め，外的妥当性も考慮に入

れた研究を行うためには，研究デザインの構築，とりわけ対象者の選択や測定の方法を吟味することが肝要である。

内的妥当性とは，研究対象となった患者集団内で，研究結果がどの程度正確か，方法・結果に照らして結論が合理的であるかどうかを意味する。内的妥当性は，どのように研究デザイン，データ収集・解析がなされ，偶然誤差やバイアスの影響を受けたかによって決まる。

外的妥当性は，一般化可能性（generalizability）ともいう。研究から導き出された結論を，その研究以外の対象または状況にどの程度あてはめることができるか，を意味する。外的妥当性は，標本（sample）が母集団（population）をどの程度代表しているかという母集団代表性（population representativeness）とも関連する。例えば，大学病院の症例ばかりを集めた標本には偏りがあり，すべての病院の患者母集団を代表していない。そのため，そうした標本を用いた研究は外的妥当性を欠いている（大学病院に集まる特殊な患者にはあてはまるが，すべての患者にあてはまるとは限らない）。

内的妥当性が高い研究であっても，外的妥当性が高いとは限らない。内的妥当性の高いランダム化比較試験によって有効性・安全性が確認された治療であっても，除外基準に該当する患者に対する外的妥当性は担保されない。

## 2 誤差

### （1）偶然誤差と系統誤差

　臨床研究の実践にあたって，誤差の概念を理解することが極めて重要である。**誤差には偶然誤差（random error）と系統誤差（systematic error）がある**（図4-1）。

　標本が母集団から無作為（random）に抽出されたとしても，偶然によって発生するばらつきを，偶然誤差という。真の値より大きい値と小さい値が同じような頻度で生じる。この偶然のばらつきがどの程度発生しているかを，統計学によって推計することができる。

　正六面体の各面に1から6までの目が記されたサイコロを1回振って1の目が出る確率は，理論上1/6である。しかし，実際にサイコロを6回振って1の目がちょうど1回出るとは限らない。1の目が出る回数は，0回かもしれないし，2回以上かもしれない。しかし60回振ってみれば，1の目が出る回数は10回に近づく。600回振れば1の目の出る回数は100回に近づく。すなわち真の確率1/6に近づく。これを大数の法則

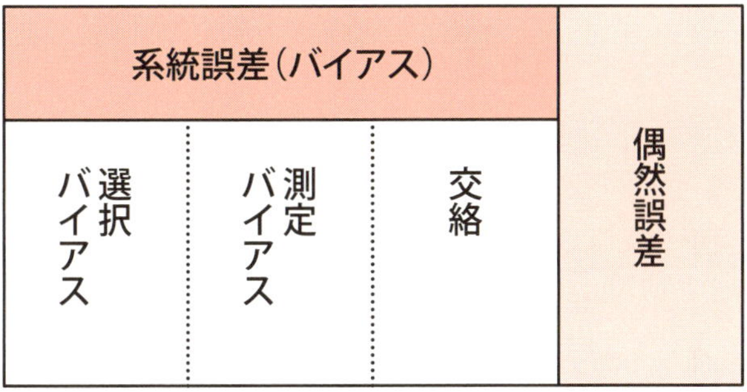

| 系統誤差（バイアス） | | | 偶然誤差 |
|---|---|---|---|
| 選択バイアス | 測定バイアス | 交絡 | |

図4-1. 誤差

という。偶然誤差を回避する手段は，サイコロでいえば振る回数を増やす，臨床研究でいえば症例数を増やすことである。

系統誤差は，真の値と系統的に乖離する誤差である。系統誤差は偶然によるものではない。例えていえば，サイコロが正六面体の形になっておらず，歪んでいる。この場合，何百回，何千回振っても，真の確率1/6に近づくことはない。系統誤差はデータ収集とデータ分析のいずれの段階でも生じうる。系統誤差があると，症例数をいくら増やしても，測定値は真の値に近づかない。系統誤差を小さくするのは，統計学というよりも，疫学の役割である。疫学研究デザインによって系統誤差を軽減するように努めなければならない。あらかじめ，サイコロが歪まないように，なるべく正六面体に近いように作る作業である。

**系統誤差はバイアス (bias) とも呼ばれ，主に測定バイアス (measurement bias)，選択バイアス (selection bias)，交絡 (confounding) に分けられる。**特に測定バイアスと選択バイアスはデータ収集の段階で発生しやすく，データが得られた後での統計学的な処理方法はごく限られている。交絡を引き起こす要因が事前に計測されている場合，統計学的な処理は可能である。しかし測定されていない交絡 (unmeasured confounders) に対する統計学的な処理方法はごく限られている。

**表4-1**に，誤差に対する疫学と統計学の役割を示す。系統誤差の原因の多くは研究デザインの不適切性や限界によるものである。対象の選択やデータの測定の際に発生する，選択バイアス・測定バイアスは，研究デザインを工夫することによってある程度回避できる。事後的に統計学によって修正することはほとんど不可能である。交絡に対処する最もよい方法は，ランダム化比較試験などの研究デザインを組むことである。しかし現実的に，ランダム化は多くの場合困難である。したがって，交絡となりうる要因を事前に可能な限りリストアップし，それら

**表4-1. 誤差に対する疫学と統計学の役割**

| 1. 疫学の役割 |
|---|
| （1）選択バイアス・測定バイアスへの対応<br>　研究デザインによって，対象の選択，データの測定の際に発生する系統誤差を軽減する。<br>（2）交絡への対応<br>　ランダム化など研究デザイン，交絡となりうる要因の測定，など。 |
| 2. 統計学の役割 |
| （1）偶然誤差への対応<br>　測定値の分布，外れ値などを調べ，偶然によるばらつきに対応。<br>（2）データの統計モデルへのあてはめ<br>　測定されたデータを適切な統計モデルにあてはめ，統計量や有意差を検討。 |

を漏れなくデータ収集することにより，事後的に統計学によってある程度修正が可能となる。

## （2）選択バイアス

　対象者の選択の過程で発生する系統誤差である。研究結果に影響を及ぼす因子が比較する患者グループ間で異なる場合に生じる。研究のセッティング（setting）の段階，組み入れ・除外基準を決める段階，患者の追跡の段階などで生じる。

　選択バイアスにはさまざまなものがあるが，ここでは臨床研究に関連するものをいくつか解説する。

（ⅰ）単施設研究における選択バイアス

　　インフルエンザワクチンの効果は，外来に受診した患者を集めただけではわからない。外来に来る患者は，インフルエンザの予防接種を受けに来る患者と，インフルエンザに罹患してから来る患者だけである。インフルエンザ予防接種を受けず，その後インフルエンザにもかからなかった集団は，外来には訪れない。表4-2のうち，dは見かけ上0になってしまう。またインフルエンザ予防接種を受けた患者のうち，インフルエンザに罹患した患者すべてが同じ施設に受診するとは限らない。つまり，自院の外来受診だけを観察していると，実際はaに該当するのにbに分類されてしまう誤分類（misclassification）が発生する。

**表4-2. インフルエンザ予防接種の効果**

|  | インフルエンザ罹患（＋） | インフルエンザ罹患（－） |
|---|---|---|
| 予防接種あり | a | b |
| 予防接種なし | c | d |

（ⅱ）脱落バイアス（attrition bias, losses to follow up）

　　研究対象からの脱落がアウトカムの発生と関連しているバイアス。

（ⅲ）無イベント時間バイアス（immortal time bias）

　　無イベント時間（immortal time）とは，死亡などのアウトカムが起こりえない期間のことをいう。無イベント時間が長いと，治療介入を受けやすくなる。異なる群間で無イベント時間に差があることにより生じるバイアスを，無イベント時間バイアスまたは生存者治療バイアス（survivor treatment bias）という[1]。

### (iv) 紹介バイアス（referral bias）

例えば重症患者は高度医療施設に紹介されやすい。そのような施設だけから症例を集めた場合に発生するバイアスを紹介バイアスという。

### (v) 罹患期間バイアス（length bias）

成長が緩やかな（＝悪性度の低い）がんは検診でとらえられやすいが，致死レベルに達する時間も非常に長い（slow growing cancer, indolent cancer）。成長が早い（＝悪性度の高い）がんは検診でとらえられず，外来で発見される（図4-2）。

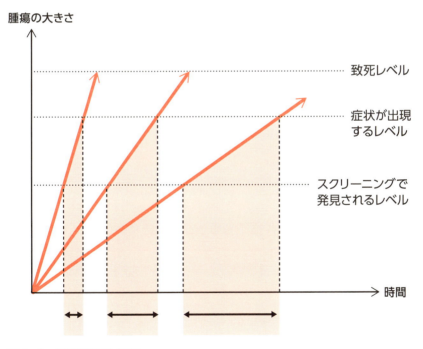

図4-2. 罹患期間バイアス

### （vi）健常労働者効果（healthy worker effect）

例えば，職業的ストレスとうつの関連を調べる場合，企業に勤務する者を対象とすると，選択バイアスが生じる。うつになると勤務困難となり，休職している場合があるからである。このように，研究の対象集団が，一般人口に比べ健康レベルが高いことによるバイアスを，健常労働者効果という。

### （vii）自己選択バイアス（self-selection bias）

志願者バイアス（volunteer bias）ともいう。健康に関連するアンケート調査を行う場合，調査に任意で参加する集団は，参加しない集団に比べて，健康に関心の高い集団であることが多い。

---

**Column 5**

## ノーベル賞をもらうと長生きする？

ノーベル賞受賞者たちには，ご高齢の方が多い。もしかすると，ノーベル賞をもらえるような優れた研究をすると，長生きできるのだろうか？ もちろん，そんなことはない。ノーベル賞級の研究論文を発表しても，実際にノーベル賞をもらえるのはその20年30年後であったりする。中には，ノーベル賞をもらう前に鬼籍に入る研究者もいるにちがいない。つまり無イベント時間バイアスによって，見かけ上，ノーベル賞をもらった方たちは長生きするように見えてしまうのである。

## （3）測定バイアス

測定バイアスは，患者群によって測定の方法や精度が異なる場合に発生する系統誤差である。通常，アウトカムを測定する段階で起こる。必ず一方向性に（一貫して高く，あるいは低く）測定結果が偏る。

### （i）診断バイアス（diagnostic bias）

医師は要因を持っている患者を注意深く観察するので，アウトカムありの診断を下しやすい。これを診断バイアスという。

### （ii）面接者バイアス（interviewer bias）

たいていの医師は，経口避妊薬と深部静脈血栓症の関連の可能性について耳にしたことがある。したがって医師は，深部静脈血栓症の女性患者に対しては経口避妊薬の服用歴をしつこく聞いてカルテに記録する。しかし，そうでない女性患者には経口避妊薬の服用歴を聞くことはない。経口避妊薬と深部静脈血栓症の関連を検証するために，カルテ記録のレビューによる症例対照研究を行うと，上記のような面接者バイアスが深刻な課題となる。

### （iii）想起バイアス（recall bias）

比較されるグループ間で，過去の病歴や服薬歴に関する思い出しの度合いが異なる場合に，想起バイアスが問題となる。先天性心疾患と妊娠中の薬剤服用との関連を調べる観察研究において，先天性心疾患の児の母親のグループと健常児の母親のグループの両方から，妊娠中の服薬歴を聴取した場合を考える。健常児の母親は妊娠中の服薬歴をあまり覚えていないし，思い出そうともしない。しかし先天性心疾患の児の母親は，我が子の病気に心を痛め，原因を何かに求めようといろいろ思いを巡らし，妊娠中の服薬についても必死に思い出そうとするかもしれない。

## （iv）自己申告バイアス（reporting bias）

飲酒歴や喫煙歴の自己申告は，過少申告の傾向がある。体重の自己申告は，肥満者ほど過少申告の傾向がある。

## （v）時間差バイアス（lead-time bias）

スクリーニング群の方が疾患を早期発見できるため，非スクリーニング群よりも見かけ上の生存率は高くなる。図4-3において，ある患者はがんが発生してから死亡まで15年かかるとする。この患者ががん発生から6年後に検診で早期発見された場合，発見から5年後（発生から11年後）はまだ生存している。もしこの患者が検診を受けず，がん発生から12年後に外来で発見された場合，発見から5年後（発生から17年後）には既に死亡している。

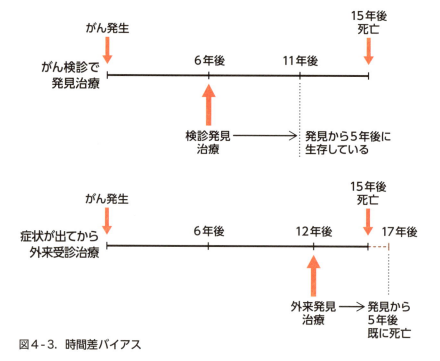

図4-3. 時間差バイアス

## (4) 交絡

曝露・介入とアウトカムに介在する因子には，

> （i） 予後因子（prognostic factor）
> （ii） 中間因子（intermediate factor）
> （iii） 効果修飾因子（effect modifier）
> （iv） 交絡（confounding）

の4つがある。

### (i) 予後因子（prognostic factor）

　研究の対象となる曝露要因や介入とは関係なく，アウトカムに影響を与える。下の図では，喫煙は，スタチンとは関係なく，心血管イベントに影響を与える。

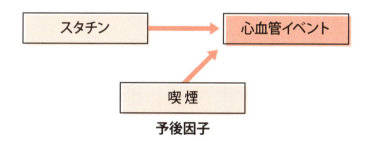

### (ii) 中間因子（intermediate factor）

降圧薬と脳卒中の関連を調べる際，血圧は中間因子である。血圧を統計的に調整する必要はない。中間因子を統計解析に組み入れると，介入とアウトカムの関連が見かけ上弱められる。

アウトカム（脳卒中）の代わりに，中間因子（血圧）を代替アウトカム（surrogate outcome）として用いてもよい。

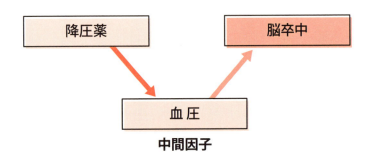

### (iii) 効果修飾因子（effect modifier）

介入が効果に与える影響を減弱（または増強）する。効果修飾（effect modification）は交互作用（interaction）ともいう。

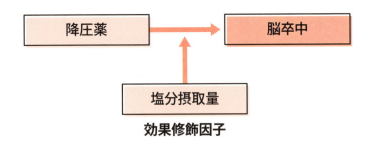

### (iv) 交絡（confounding）

　患者の背景要因や治療を受ける施設の要因が，治療効果に直接影響を与えるだけでなく，治療 A と治療 B の選択にも影響を及ぼす場合を，特に適応交絡（confounding by indication）という。治療効果は治療 A または治療 B の選択の結果なのか，患者の背景因子や施設の要因によるものなのか不明である。交絡は，特に分析的観察研究において最も深刻なバイアスである。交絡を見逃すと，歪んだ結論が導かれる。

　**観察研究は，まさに交絡との戦いである。**交絡を研究デザイン段階で対処する方法として，ランダム化，限定などが挙げられる。統計解析による調整方法としては，層別化（stratification），多変量回帰分析（multivariable regression analysis）が挙げられる。さらに応用的な手法として，傾向スコア分析（propensity score analysis），操作変数法（instrumental variable method）などが挙げられる。これらについては第5章で詳述する。

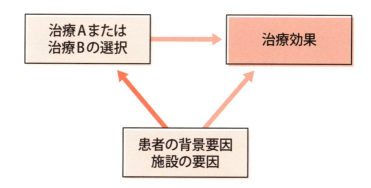

## Column 6

## 科学者とあたま

　寺田寅彦は，戦前に活躍した物理学者である。その著書『科学者とあたま』の中で，科学者のありようを以下のように説いている。

　「紛糾した可能性の岐路に立ったときに，取るべき道を誤らないためには前途を見透す内察と直観の力を持たなければならない。すなわちこの意味ではたしかに科学者は『あたま』がよくなくてはならないのである。」

　「尋常茶飯事の中に，何かしら不可解な疑点を認めそうしてその闡明(せんめい)に苦吟するということが，科学的研究に従事する者にはさらにいっそう重要必須なことである。この点で科学者は，普通の頭の悪い人よりも，もっともっと物わかりの悪いのみ込みの悪い田舎者であり朴念仁でなければならない。」

　寺田寅彦の言葉は，日常臨床や，臨床研究にも通じる。「紛糾した可能性の岐路」に立つことは，日常臨床ではありがちである。その際に臨床家は，「取るべき道を誤らないためには前途を見透す内察と直観の力」を持たなければならない。

　「尋常茶飯事の中に，何かしら不可解な疑点を認めそうしてその闡明に苦吟する」とはまさしく，日常臨床の中からクリニカル・クエスチョンを紡ぎだし，それを検証可能なリサーチ・クエスチョンに昇華することと符合する。

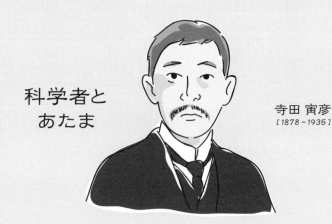

科学者と
あたま

寺田 寅彦
[1878〜1935]

## 3　観察研究の型

### （1）横断研究と縦断研究

　第1章で示したように，臨床研究は，介入研究（interventional study）と観察研究（observational study）に分けられる。観察研究は横断研究（cross-sectional study）と縦断研究（longitudinal study）に分けられ，さらに縦断研究はコホート研究（cohort study）と症例対照研究（case control study）に分けられる。

　横断研究は，調査対象のさまざまな因子を一時点で測定し，各因子の分布や因子間の関連を分析する研究である。横断研究では，有病割合（prevalence），すなわちある一時点である疾患や病態（または事象）を有している対象の割合を求められる。しかし，発生率（incidence）は求められない。一時点の横断データでは，発生状況と罹病経過を分けて把握することはできないし，要因への曝露と結果の時間依存性を示すこともできない。すなわち横断研究は，因子間の関連（association）の評価は可能であるが，因果関係（causal relationship）の検定はできない。しかし因果関係に関する仮説を立てるための探索的データは得られる。

　コホート研究のコホート（cohort）は，行軍する兵士たちの一隊を意味する。疫学研究では，一定期間にわたってフォローアップされる対象者の群を意味する。コホート研究では，横断研究と異なり，アウトカムの発生時点よりも先行するリスク因子・予後因子の情報が得られるため，因子とアウトカムの時間的前後関係が明らかになりやすい。また，コホート研究では疾患や病態の発生率（incidence）を明らかにすることができる。

## （2）前向き研究と後向き研究

　代表的なコホート研究として，フラミンガム研究（Framingham study）や久山町研究などの有名な地域住民コホート研究（population-based cohort study）がある。これらのコホート研究は追跡期間が数十年にも及ぶ。これらのコホート研究の印象が強いせいか，コホート研究＝前向き・大規模・長期・金のかかる観察研究（prospective, large, long-term and costly observational study）と一般に考えられている。疫学の初歩的な教科書にすら，「コホート研究は前向き（prospective），症例対照研究は後向き（retrospective）」と解説されている。全くの誤りである。コホート研究には，前向きコホート研究（prospective cohort study）と後向きコホート研究（retrospective cohort study）の両方がある。

　**コホート研究が前向き・大規模・長期・金のかかる研究とは限らない。** 前向き・後向き，サンプルの大小，観察期間の長短，費用の多寡は，一切関係がない。例えば，後向きに数十例程度の小さい集団を数週間追跡しただけの低コストの研究でも，コホート研究である。

　前向きと後向きの違いは，研究対象となる患者の観察が始まった時点（起点）の違いだけである（**図4-4**）。

　前向きコホート研究は，現在を起点として，患者群を一定期間観察しアウトカムを比較する研究である。後向きコホート研究は，過去のある時点を起点として，患者群を一定期間観察しアウトカムを比較する研究である。どちらも，サンプル数は関係ないし，観察期間も関係ない。PE（I）COの内容も問わない。「後向き」といっても時間を逆戻りしているわけではないので注意を要する（**図4-4**の矢印の先は未来方向を向いている）。

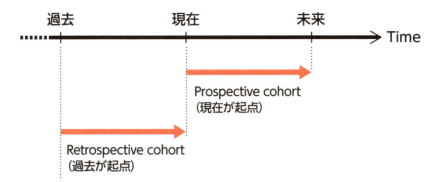

図4-4. 前向き（Prospective）と後向き（Retrospective）の違い

前向きコホート研究の利点として，以下が挙げられる。

（i） 観察を始める前に研究計画が立てられる。
（ii） 必要なデータ項目をあらかじめ決めて前向きにデータを取りにかかれる。
（iii） データの測定方法を標準化できる。

欠点として，（i）脱落（dropout）の問題，（ii）費用が比較的高額なためサンプル数が充分確保できない問題，などが挙げられる。

後向きコホート研究の利点として，以下が挙げられる。

（i） 既にある患者記録をもとにデータ収集できる。
（ii） 比較的低コストで実現可能性（feasibility）が高いことがある。

欠点は，（i）研究目的に沿うデータ項目が存在しないことがある，（ii）データの測定方法が標準化されておらず妥当性に乏しいことがある，などの点である。

# 4 コホート研究

## （1）相対危険度

一般に，コホート研究でできることは，以下である。

> （i）発生率（incidence）の計算
> （ii）累積発生率（cumulative incidence）の計算
>   （ただし追跡充分の場合のみ）
> （iii）時間依存性に基づく因果関係
> （iv）群間のアウトカム比較

2群間でアウトカムを比較する場合，コホート研究では相対危険度（relative risk，RR）を算出できる。相対危険度はリスク比（risk ratio）と同義である。

**表4-3．要因とアウトカムの関係**

|  | アウトカムあり | アウトカムなし | 合計 |
|---|---|---|---|
| 要因あり | a | b | a + b |
| 要因なし | c | d | c + d |

要因あり群がアウトカムありとなる割合は $a/(a+b)$ である。一方，要因なし群がアウトカムありとなる割合は $c/(c+d)$ である。相

対危険度は，これらの割合の比で表される。

$$RR = \{a/(a+b)\} / \{c/(c+d)\}$$

## （2）コホート研究の実践

　臨床疫学における前向きコホート研究では，まず研究テーマを決め，対象となる集団を選び，患者を登録する。その後，前向きに患者を追跡し，実施された治療や転帰を継時的に記録する。測定バイアスを回避するために，研究開始前に測定法を標準化しておくことが重要である。脱落バイアスは起こりやすく，完全には避けられない。それをなるべく回避するためには多大な労力を要する。追跡の方法を研究計画書に明記し，患者へのリマインドや電話連絡などを徹底しなければならない。

　臨床疫学における後向きコホート研究では，既存の患者データを利用する。疾患レジストリー，電子カルテ，オーダーリング・システムの検査結果記録，レセプト・データ，健康診断の記録，死亡診断書，などの過去の記録を用いることになる。研究テーマを決める前にデータは既に収集されているため，測定法を標準化しておくことはできない。患者の追跡可能性は，既存の記録の範囲内に限定される。

　症例シリーズ研究の多くは横断研究であるが，短期間であっても経過を追っていれば後向きコホート研究である。例えば，カルテレビューにより，一施設の手術症例を抽出し，個々の患者の手術日から退院日までを追跡期間とし，退院までに発生した術後合併症をアウトカムとし，患者の背景因子とアウトカムの関連を予測する分析を実施すれば，それは立派な後向きコホート研究である。

　**前向きコホート研究の方が後向きコホート研究より研究の質がいつも高いとは限らない**。前向きコホート研究は現在起点なので，研究に

> **<例1> 術後創感染のリスク因子に関する前向きコホート研究**
>
> 　前向きコホート研究を行う場合，対象となる手術を選択し，新規患者が発生するたびに登録し，各患者について対象手術が行われた時点を「現在」と考え，現在起点でデータを収集する。「術後創感染」の診断基準を事前に決定しておくことができる。感染によって創哆開したり創開放を行った場合を「術後創感染」とするのか，発赤などの局所の症候のみを認めた場合も含むのか，創滲出液の培養を行い陽性所見を認めた場合とするのか，事前の定義が必要である。多施設研究の場合は特に，あらかじめ決められた診断基準を各施設で順守してもらう必要がある。創感染の発生に関連する既知の因子を先行文献などから事前にリストアップし，漏れなく前向きにデータ収集する必要がある。収集されたデータは交絡の調整に用いる。

　必要なデータを前向きに取りにかかれる。それに対し後向きコホート研究は過去起点なので，研究に必要なデータが取れていないことが多い。しかし，データを「取りにかかれる」と，「実際に取れた」は別物である。

　「前向きコホート研究なのに実際にはデータがうまく取れなかった研究」と，「後向きコホート研究なのに，必要なデータがきちんと取れている研究」，どちらが研究の質が高いか？ 言うまでもなく後者である。

### <例2> 術後創感染のリスク因子に関する後向きコホート研究

　後向きコホート研究を行う場合，既に手術を終了し退院した患者のデータを電子カルテから抽出する。各患者について，対象手術が行われた時点は「過去」であるため，過去起点でデータを収集する。その際，「術後創感染」の診断基準は事前に定義されておらず，担当医によってまちまちである。発赤などの局所の症候があったとしても，軽微であればカルテに記載されていないかもしれない。創滲出液の培養がいつも行われるわけではない。したがって，確実に創感染が発生したとわかる事実を捕捉する必要がある。創哆開した場合や創開放が行われた場合に，感染創のデブリードマンや洗浄が行われる。それらの記録をカルテやレセプト・データから拾うことができる。創感染に関連する既知の因子に関するデータが，電子カルテから漏れなく得られるとは限らない。例えば喫煙歴は創感染のリスクと考えられるが，電子カルテに喫煙歴の記載が漏れていることもある。

　ランダム化比較試験や大規模前向きコホート研究は，倫理的・コスト的な制約から，そう易々と実現できるわけではない。既存の患者データを用いた後向きコホート研究は，研究の実施可能性（feasibility）という点からも最優先に実施されるべきである。疾患や治療の状況把握のための記述統計や要因間の関連の評価に有用であり，ランダム化比較試験を設計・準備する上で必要な情報も提供してくれる。若手研究者はぜひ，自施設のカルテ・データを用いた後向きコホート研究に取り組んでほしい。

## （3）交絡の調整

　観察データを用いて異なる治療間のアウトカムを比較する研究を行う場合，交絡バイアスを制御することが最大の課題となる。その方法として，層別化（stratification），多変量回帰分析（multivariable regression analysis），傾向スコア分析（propensity score analysis）などが挙げられる。

　層別化は，特定の交絡因子のカテゴリー別に患者集団を分割し，各群で別々に分析を行い，結果を評価する方法である。ある疾患について2つの治療法のアウトカムを比較する場合，患者の重症度が交絡因子になることはよくある。そこで例えば重症度を軽症と重症に層別化し，軽症群と重症群で別々に治療とアウトカムの関係を分析する。

　多変量回帰分析は，アウトカムを予測する統計モデルの独立変数に交

**表4-4. データ分析の段階で交絡を調整する方法**

|  | 長所 | 短所 |
|---|---|---|
| 層別化 | ●分析自体が容易。<br>●結果の解釈も容易。 | ●交絡因子が多数あるときは適用できない。<br>●症例数の少ないカテゴリーでは推定が不安定になる。 |
| 多変量回帰分析 | ●交絡因子が多数あっても，同時に調整できる。 | ●全体の症例数が少ないと適用できない。<br>●モデルの誤設定を生じやすい。（第5章） |
| 傾向スコア分析 | ●交絡因子が多数あっても，同時に調整できる。<br>●モデルの誤設定を生じにくい。 | ●全体の症例数が少ないと適用できない。<br>●層別化・多変量回帰分析と同様，測定されていない交絡因子は調整できない。 |

絡因子を投入して調整する方法である。

しかし，解析の段階でいかに手の込んだ方法を駆使しようとも，測定されていない交絡（unmeasured confounders）の制御には限界がある。その対応については第5章で取り上げる。

## 5 症例対照研究

### （1）症例対照研究とは

症例対照研究（case control study）では，源集団（source population）からアウトカムが発生した患者群（症例群，ケース群）を同定し，各症例と年齢・性別などが一致する，アウトカムが発生していない群（対照群，コントロール群）を抽出し，リスク因子を群間で比較し，どの因子がアウトカムと関連しているかを明らかにする。

稀な疾患は，コホート研究では非常に多くの症例数を要するのに対して，症例対照研究は比較的集めるべき症例が少なくて済むので効率が良い。

---

**＜例3＞ うつぶせ寝と乳児突然死症候群**

うつぶせ寝と乳児突然死症候群の関連を調べるためのコホート研究は膨大な症例数を必要とする。なぜならば，乳児突然死症候群は極めて稀だからである。過去に複数の症例対照研究が実施され，うつぶせ寝と乳児突然死症候群の有意な関連が明らかにされている[2]。

## （2）症例対照研究の利点と欠点

　症例対照研究の利点は，上述のように，稀な疾患に対して，少ない症例数でリスク因子とアウトカムの関連を推定できる点である。

　コホート研究と比べた症例対照研究の欠点は以下のとおりである。

---

（i）　コホート研究は発生率を明らかにできるが，症例対照研究ではできない。

（ii）　コホート研究ではアウトカムを複数設定できるが，症例対照研究では1つしか扱えない。

（iii）　コホート研究と比べて，症例対照研究はバイアスにさらされやすい。

---

　特に（iii）が重大な問題である。**症例対照研究の対照群は源集団を代表していなければならない。**源集団から症例群を選択し，同じ集団から対照群をマッチングにより抽出し，両群間でリスク因子を比較する。対照の選定は曝露状況と独立でなくてはならず，これがうまくいかないと深刻な選択バイアスが生じる。交絡因子によるマッチングは，交絡バイアスの軽減に役立つ。しかし多数の交絡因子によるマッチングを行うと，対照の選択が曝露状況と独立ではなくなってしまうことにつながり，逆に選択バイアスを大きくしてしまう。また，想起バイアスなどの測定バイアスも起こりやすい。

　過去の多くの症例対照研究では，対照群のマッチングの仕方に問題があるものが少なくない。まず，アウトカムを持たない対照群を，源集団からではなく，抽出しやすいお手頃な集団から手っ取り早く集めている。そのために激しい選択バイアスがかかっている。また，多数の交絡因子でマッチングさせるという過ちを犯している。その結果，症例群と

対照群の背景要因を一様化させていることには成功しているものの，対照群がますます源集団からかけ離れてしまい，選択バイアスの問題をさらに深刻化させている。

本書の読者はこうした過ちを犯さないように，次項の手順に従ってほしい。

## （3）症例対照研究の手順

適正な症例対照研究の手順は以下のとおりである。

---
（ⅰ）症例群を集める。
（ⅱ）症例群が属する源集団を同定する。
（ⅲ）源集団から対照群を同定する。

---

フラミンガム研究は，虚血性心疾患（ischemic heart disease, IHD）などのリスク因子を同定した，有名な大規模前向きコホート研究である。ある地域の一般住民を源集団とし，IHDの発症をアウトカムとして，源集団に属する人々全員を数十年間追跡調査し，IHD発症者と非発症者の間で潜在的リスク因子を比較した（図4-5）。その結果，IHDのリスク因子（脂質代謝異常・高血圧・糖尿病・喫煙・家族歴など）が同定された。

同じ研究を，症例対照研究で実施する場合を考えてみよう。症例対照研究では，まずIHDを発症した患者たち（症例群）を同定する。IHDを発症すればほとんどの場合に患者は病院に来るから，患者を同定する場所は病院である。源集団は，「もし研究期間内にIHDを発症していたら，その病院にかかっていたであろうすべての一般住民」である。対照群は，各症例と年代・性別などが一致する人々を，源集団からランダム

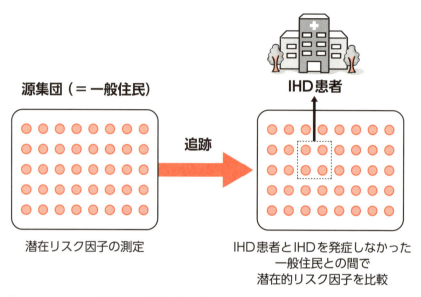

図4-5. コホート研究で虚血性心疾患（IHD）のリスク因子を同定

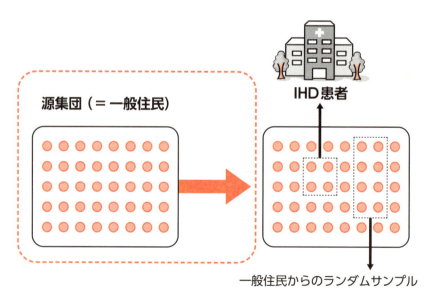

図4-6. 症例対照研究で虚血性心疾患（IHD）のリスク因子を同定

に抽出されなければならない。つまり病院に来ていない一般住民たちから対照が選ばれなければならない（図4-6）。

## （4）対照群の抽出方法の誤り

病院コントロールとは，一般住民からではなく，別の病気で病院に来た患者から対照群を選ぶ方法である。源集団からではなく，抽出しやすいお手頃な集団から手っ取り早く対照群を集めるため，選択バイアスのかかった汚い研究（quick and dirty study）となってしまう（図4-7）。

過去に実施された大腿骨頸部骨折のリスク因子に関する症例対照研究において，病院コントロールを用いた場合は，一般住民から対照を抽出した場合よりも，オッズ比が低くなった。病院コントロールは喫煙者が多いなど，リスクが高い傾向にあったためである[3]。

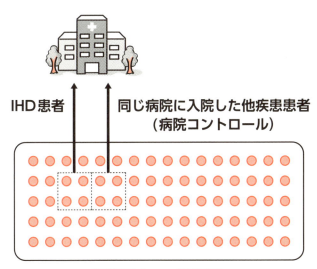

図4-7．対照群の誤った抽出方法：病院コントロール

臨床研究で症例対照研究を行う場合，源集団が一般人口であると，その同定は困難である。源集団の同定ができなければ症例対照研究はやらない方がよい。選択バイアスの影響が大きいため，病院コントロールは用いない方がよい。

源集団が，①特定の地域である疾患に罹患し全例登録されている患者群，あるいは，②特定されている複数の医療機関で特定の治療を受けた患者群の場合，対照を同定しやすい。臨床研究における症例対照研究の実施は，このような場合に限って推奨される。

## （5）マッチングの方法

症例対照研究におけるマッチングは，交絡を調整するが，逆に選択バイアスの原因となる。マッチされた対照群は，源集団とはかけ離れた集団になってしまう。Grobbee & Hoes の教科書[4]によれば，そのような対照群は，「症例群と同程度に多くのリスク因子を抱えているにもかかわらず，かろうじて疾患に至っていない」(those with many risk factors for the disease but who manage not to develop the disease) 特異なグループであり，まるで"museum exhibits"（博物館の展示品）である。

マッチングに用いる患者背景は，性別と年代ぐらいにとどめておくべきである。その他の患者背景は，多変量回帰分析により調整すればよい。また，マッチングに用いられた変数は，アウトカムとの関連を分析できなくなる。アウトカムを予測する多変量回帰分析にも投入できない。例えば年齢をマッチングに用いてしまうと，年齢とアウトカムの関連は不明になる。

また，症例が発生した時点と同時期の対照を抽出すべきである。これを時点マッチング（matching on time）という。

源集団が複数の医療機関で特定の治療を受けた患者群の場合，症例

と対照は同じ医療機関から抽出することが推奨される。なぜならば，アウトカムは医療機関の特性に影響を受けやすいからである。そして，医療機関の特性は測定されにくく，データもないためである。同じ医療機関から症例と対照を抽出することにより，症例群と対照群との間で，医療機関の特性による影響が均一化され，群間比較によってその影響を除外することができる。

症例と対照の比は必ず1:1である必要はない。1:$n$マッチングの方が全体の症例数が増加し，統計的な検出力（power）は高くなる。しかし，$n$が4以上になると統計的な検出力はあまり追加されなくなる。

### <例4> 高血圧患者における心臓突然死

高血圧の患者において，利尿剤や$\beta$ブロッカーの投与が心臓突然死と関連があるかどうか，症例対照研究で検討された[6]。

源集団は，オランダのロッテルダムに在住するすべての高血圧患者であった。この地域では，外来の患者はすべて一般医（general practitioner, GP）に登録され，各患者のカルテはかかりつけのGPのもとに一元管理されていた。そのため，源集団の同定が可能であった。

調査期間内に源集団の中で心臓突然死が発生すると，直ちに研究グループに伝えられた。

各症例が発生したと同時に，研究グループのメンバーは，無作為に選ばれたロッテルダムのGPのクリニックを訪れた。そのGPがその時点で担当している高血圧患者リストから，当該症例と同性および同年齢カテゴリー（5歳刻み）の患者を1人，無作為に抽出した。同じことを，症例が発生するたびに繰り返した。このマッチング手法は，時点マッチングである。

### <例5> ガーゼ・手術器具の体腔内遺残

　外科手術後の体腔内のガーゼや手術器具の遺残（retained foreign bodies）という医療過誤は，極めて稀である。こうした医療過誤が起こるリスク因子を調べた研究も，症例対照研究で実施された[7]。

　ガーゼや手術器具の遺残が起こった症例は，保険会社の医療事故保険請求の記録を用いて同定された。各症例に対して，同じ術式の手術を同時期に同じ病院で行った患者群から対照を1:4で抽出した。「同時期」の患者群から対照を抽出することは，時点マッチングに相当する。各症例と「同じ病院」から対照をマッチングすることは，病院の特性を群間で均一化する意図である。なお，マッチングに患者背景（年齢・性別など）は一切用いられず，それらは条件付きロジスティック回帰分析で調整された。

　この論文は症例対照研究の名作である。リサーチ・クエスチョンは，多くの臨床医の興味を引く。データ収集，マッチングの手法，統計解析など，症例対照研究のお手本ともいえるエッセンスが詰まっている。症例対照研究にチャレンジしようと考えている研究者は，この論文をぜひ読んでほしい。

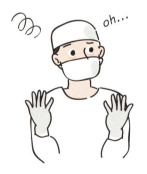
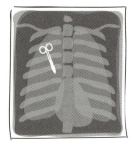

症例と対照の比は1：4までにとどめておくべきである[5]。

なお，症例対照研究における統計解析では，各症例と対照がペアになっている状態を反映させるため，対応のある検定を行う必要がある。通常のt検定ではなく対応のあるt検定，$\chi^2$検定ではなくMcNemar検定を用いる。多変量回帰分析では，条件付きロジスティック回帰（conditional logistic regression）などを行う必要がある。

## (6) コホート内症例対照研究

コホート内症例対照研究（nested case control study）は，既に実施中の前向きコホート研究の中で，入れ子（nest）のように症例と対照を設定する方法である。源集団はもともとあるコホート集団であるので，確実に同定できる。コホート内で発生した各症例に対して，コホート内から対照を選んでくる手法である。

ゲノム解析など高価な検査は，費用面の制約から，コホート全員には実施困難である。症例が発生したら，コホート内からランダムに対照を選び，既に採取し保存してある検体を用いて検査を行えば，効率的である。

# 6 その他の観察研究

## (1) マッチド・ペア・コホート研究

症例対照研究と紛らわしいが,別物である。症例対照研究は,アウトカムが発生した症例と発生しなかった対照との間で,曝露因子を比較する。マッチド・ペア・コホート研究(matched-pair cohort study)は,特定の曝露因子をもつグループと持たないグループを,その他の要因(年齢・性別など)によりマッチさせて,グループ間でアウトカムを比較する。特定の曝露因子の頻度が極めて少なく,特定の曝露因子を持たないグループの症例数が非常に大きい場合,比較のための分析効率をよくするために行われる。

先行研究の例として,統合失調症のがん患者と精神疾患のないがん患者の間でがん治療のアウトカムを比較した研究,などが挙げられる[8]。

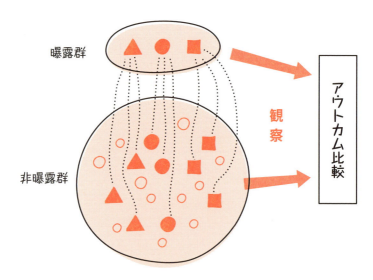

図4-8. マッチド・ペア・コホート研究

## (2) 地域相関研究

　地域相関研究は，生態学的研究（ecological study）ともいう。各地域に居住する集団を単位として，異なる地域の間で共通の傾向を分析する。あるいは，各地域での時系列の傾向を分析する。

　地域相関研究における観察の単位は都道府県や市町村などの地域である。個人レベルではなく，地域に居住する集団レベルの分析となる。地域レベルの分析結果がいつも個人レベルにも適用できるとは限らない。これを生態学的誤謬（ecological fallacy）という。

　地域相関研究の利点は，比較的低いコストで実施できることである。しかし，生態学的誤謬が存在するため，仮説の検証（hypothesis testing）には用いられず，むしろ新たな仮説の創生（hypothesis generation）のために行われる。

---

**発展学習**　**症例クロスオーバー研究（case crossover study）**

　リスク因子への曝露が同一個人に繰り返し起こる場合，アウトカムが発生した症例を同定し，同じ症例が別の時点で受けた同種の曝露を対照とする。すなわち，症例と対照が同一人物である。研究のセッティングは限られるものの，症例と対照の患者背景が完全に一致するため，バイアスが少ない。

　近年，この型の研究は増加している。先行研究の例として，携帯電話の使用と自動車事故[9]，血友病患者における身体活動と出血[10]，大気汚染と心筋梗塞[11]，PM2.5への曝露と呼吸器疾患[12]，PM2.5への曝露と川崎病[13]の関連を分析した研究などが挙げられる。

# 7 診療ガイドライン

## （1）エビデンスのランクづけ

　臨床的な因果関係に関するエビデンスのランクづけについては，旧来，表4-5のような方法が用いられてきた。
　このようなランクづけの方法には，いくつかの問題がある。
　「適切に行われた」「よくデザインされた」と判断する基準が明瞭でなく，誰がそれを判定するかも明らかでない。
　ランダム化比較試験（RCT）が上位で観察研究が下位となっており，疫学研究の型に依存するランクづけとなっている。RCTであれば，実際には質の低い研究であっても，上位にランクづけされてしまうという明らかな欠点がある。

**表4-5．臨床的な因果関係に関するエビデンスのランクづけ**

| | |
|---|---|
| I | 少なくとも1つの適切に行われたRCTから得られたエビデンス |
| II-1 | よくデザインされたnon-RCTから得られたエビデンス |
| II-2 | よくデザインされたコホート研究もしくは症例対照研究から得られたエビデンス |
| II-3 | 介入のあるなしにかかわらず多くの前後比較試験から得られたエビデンス<br>コントロールされていない試験からの劇的な結果 |
| III | 症例報告<br>症例シリーズ<br>その分野の権威（authority）の臨床経験に基づく意見<br>専門家委員会の意見 |

## (2) GRADE システム

近年,GRADE(Grading of Recommendations Assessment, Development and Evaluation)システムという新しいランクづけ方法が開発され,普及しつつある[14]。

現在,Cochrane(http://www.cochranelibrary.com/),UpToDate(http://www.uptodate.com/)など,多くの学術関連団体等がGRADEシステムを採用している。

GRADEシステムでは,次のようなステップでグレードをつける。

### (i) 疫学研究の型による初期評価

まず疫学研究の型によって,2段階の粗い初期評価を行う。RCTでは「高」,観察研究では「低」と評価する。

### (ii) グレードダウンさせる要因

以下の要因を含む場合,初期評価からグレードダウンする。

---

バイアスの可能性(likelihood of bias)

結果の非一貫性(inconsistency)

エビデンスの非直接性(indirectness)

まばらな(sparse)エビデンス

不精確(imprecision)

出版バイアス(publication bias)  など

---

（iii）グレードアップさせる要因

以下の要因を含む場合，初期評価からグレードアップする。

---
効果の程度大（large magnitude of effect）

用量反応勾配（dose-dependent gradient）

交絡因子のための過小評価（plausible confounder）　　など

---

（iv）最終評価

高（High），中（Moderate），低（Low），非常に低（Very low）の4段階のグレードをつける。

以下のようなRCTは，ダウングレードとなる。

---

| | |
|---|---|
| 「高」 | 今後の研究によって効果推定値への確信性が変わる可能性は低い（very unlikely） |
| 「中」 | 今後の研究によって効果推定値への確信性に重要な影響が及ぶ可能性が高く（likely），推定値が変わる可能性がある（may） |
| 「低」 | 今後の研究によって効果推定値への確信性に重要な影響が及ぶ可能性が非常に高く（very likely），推定値が変わる可能性が高い（likely） |
| 「非常に低」 | あらゆる効果推定値が不確実である（very uncertain） |

① 欠陥（flaw）のあるRCT

　追跡率が非常に低い，割りつけの隠蔽が不適切，バイアスの影響を受けやすい主観的なアウトカムを用いている，盲検化がされていない，など。重要な限界（limitations）のあるRCTは，グレードを「中」に分類する。深刻（serious）な限界が多数あるRCTは，グレードを「低」もしくは「非常に低」に分類する。

② 研究結果の非一貫性

　ある研究では利益が証明され別の研究では利益が証明されない場合のように，RCTの間で一貫性がない場合，研究者が結果の異質性（heterogeneity）について尤もらしい（plausible）説明ができないときは，ダウングレードとなる。

③ まばらな（sparse）データ

　RCTにおいて，試験への参加患者数が非常に少なくイベント数が非常に少ない場合，ダウングレードとなる。

　観察研究の初期評価は「低」であるが，治療効果がとても大きい（large magnitude of effect）場合や一貫した推定結果（consistency）の場合は，アップグレードされて，「中」「高」となることがある。

## (3) ガイドラインのガイドライン

　近年，我が国でも多数の学術団体等からさまざまなガイドラインが刊行されている。しかし，一部のガイドラインでは，その作成プロセスが不透明であるなど，ガイドラインそのものの質が充分に担保されていないことがある。これに対して，ガイドラインの質を評価するツールや，ガイドライン作成の手引きも刊行されている。

　ガイドラインの質を評価するツールにはさまざまなものがあるが，Appraisal of Guidelines for Research & Evaluation II（AGREE II）が代表的である（http://www.agreetrust.org/）。

　AGREE IIは，ガイドライン作成方法の厳密性・透明性を評価するツールである。ガイドラインの質の評価，ガイドライン作成のための系統的な方法，ガイドライン上に提示されるべき情報などについての枠組みを示すものであり，6領域23項目のチェックリストおよび全体評価2項目で構成されている。AGREE II日本語訳は，公益財団法人日本医療機能評価機構EBM医療情報部により作成されており，オンラインで公開されている[15]。

　同機構は，EBM普及推進事業（Minds）を通じて，作成方法の信頼性が高いと判断された診療ガイドラインをホームページ上で公開している（http://minds.jcqhc.or.jp/n/）。また，『Minds診療ガイドライン作成マニュアル』もウェブ上で公開されており，冊子体も刊行されている[16]。マニュアルでは，エビデンス総体（body of evidence），益と害（benefit and harm）のバランスなどの重要性が特に強調されている。

## Column 7　なぜ医師はガイドラインに従わないのか？

1999年のJAMA誌に掲載された「なぜ医師はガイドラインに従わないのか？（Why don't physicians follow clinical practice guidelines？）」というタイトルの論説がなかなか興味深い[17]。

医師は，下記のことが欠けていると，ガイドラインに従わない。

- Awareness　　　　　　　　　　ガイドラインの認知
- Familiarity　　　　　　　　　　ガイドラインへの親しみ
- Agreement　　　　　　　　　　ガイドラインの内容への同意
- Self-efficacy　　　　　　　　　ガイドラインのとおりに実践できること
- Outcome expectancy　　　　　アウトカムへの期待
- Ability to overcome the inertia　惰性を克服できること

私見だが，この論説が出版されてから約20年経った現在でもなお，上記はあてはまっているのではなかろうか？　この中でもとりわけ，「ガイドラインの内容への同意」と「惰性を克服できること」はごもっともである。「惰性を克服できること」は，医師個人にとっても医療全体にとっても，永遠の課題であろう。この論説が掲載された1999年当時よりも，現在の方がさらに「ガイドラインの内容への同意」は危機に瀕しているのではなかろうか？　質の低い自称「ガイドライン」が粗製乱造され続ければ，医師はますますガイドラインに従わなくなるかもしれない。

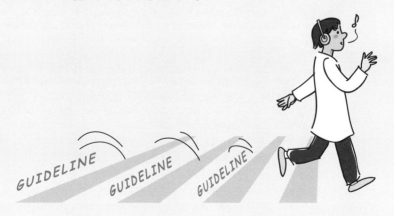

## 📋 文献・資料

1) Suissa S. Immortal time bias in pharmacoepidemiology. Am J Epidemiol 2008；167：492-499
2) Beal SM, Finch CF. An overview of retrospective case-control studies investigating the relationship between prone sleeping position and SIDS. J Paediatr Child Health 1991；27：334-339
3) Moritz, et al. Hospital controls versus community controls： differences in inferences regarding risk factors for hip fracture. Am J Epidemiol 1997；145：653-660
4) Grobbee DE, Hoes AW. Clinical Epidemiology：Principles, Methods, and Applications for Clinical Research. 2nd edition, Jones & Bartlett Learning, 2014
5) Grimes DA, Schulz KE. Compared to what？ Finding controls for case-control studies. Lancet 2005；365：1429-1433
6) Hoes AW, Grobbee DE, Lubsen J, Man in't Veld AJ, van der Does E, Hofman A. Diuretics, beta-blockers, and the risk for sudden cardiac death in hypertensive patients. Ann Intern Med 1995；123：481-487
7) Gawande AA, Studdert DM, Orav EJ, Brennan TA, Zinner MJ. Risk Factors for Retained Instruments and Sponges after Surgery. N Engl J Med 2003；348：229-235
8) Ishikawa H, Yasunaga H, Matsui H, Fushimi K, Kawakami N. Differences in cancer stage, treatment and in-hospital mortality between patients with and without schizophrenia： retrospective matched-pair cohort study. Br J Psychiatry 2016；208：239-244
9) McEvoy SP, Stevenson MR, McCartt AT, et al. Role of mobile phones in motor vehicle crashes resulting in hospital attendance： a case-crossover study. BMJ 2005；331（7514）：428
10) Broderick CR, Herbert RD, Latimer J, et al. Association between physical activity and risk of bleeding in children with hemophilia. JAMA 2012；308：1452-1459
11) Milojevic A, Wilkinson P, Armstrong B, Bhaskaran K, Smeeth L, Hajat S. Short-term effects of air pollution on a range of cardiovascular events in England and Wales：case-crossover analysis of the MINAP database, hospital admissions and mortality. Heart 2014；100：1093-1098
12) Weichenthal SA, Lavigne E, Evans GJ, Godri Pollitt KJ, Burnett RT. Fine Particulate Matter and Emergency Room Visits for Respiratory Illness. Effect Modification by Oxidative Potential. Am J Respir Crit Care Med 2016；194：577-586
13) Zeft AS, Burns JC, Yeung RS, et al. Kawasaki Disease and Exposure to Fine Particulate Air Pollution. J Pediatr 2016；177：179-183
14) 相原守夫. 診療ガイドラインのためのGRADEシステム（第2版）. 凸版メディア, 2015
15) 公益財団法人日本医療機能評価機構EBM医療情報部. AGREE II 日本語訳, 2016（http://minds4.jcqhc.or.jp/minds/guideline/pdf/AGREE2jpn.pdf）
16) 福井次矢, 山口直人監修. Minds診療ガイドライン作成の手引き2014. 医学書院, 2014
17) Cabana MD, Rand CS, Powe NR, et al. Why don't physicians follow clinical practice guidelines？ JAMA 1999；282：1458-1465

# 第5章 臨床研究に必要な統計学の基礎

### できる！臨床研究の鉄則

**鉄則31**： 臨床家が高度な統計知識を
身につける必要はない

**鉄則32**： 連続変数の恣意的なカテゴリー化は
禁物である

**鉄則33**： 率（rate）と割合（proportion）の違いを
理解する

**鉄則34**： 多変量回帰では過剰適合に注意する

**鉄則35**： 多変量回帰では多重共線性をチェックする

**鉄則36**： 多変量回帰は臨床的に合理的な
モデルでなければならない

## 1 統計用語の基礎知識

　多くの臨床家が口々に「統計は難しい」と言う。全くそんなことはない。難しいと感じるのは，系統的に学んだことがないからである。私見であるが，統計学よりも臨床医学の方が，はるかに習得が難しい。身につけなければならない知識や技術の量も質も，臨床医学が統計学を凌駕している。それほど難しい臨床医学を身につけている臨床家が，統計学の基本をマスターできないはずがない。
　臨床研究で最も大事なことは，臨床的な知識と経験に基づく，臨床研

究のアイデアやデザインである。統計学はデータを扱う道具に過ぎない。刺身に例えれば，臨床研究のアイデアやデザインは，目の利く料理人が市場から選んできた活きのいい脂の乗ったネタである。統計学は，ネタをさばく包丁である。言うまでもなく，刺身はネタが命である。ネタが悪ければ，包丁が良くても，まずい刺身しかつくれない。しかし，包丁がなければネタをさばくことはできない。客に出せる刺身をつくるのに，包丁さばきも大事である。

　本書に書かれてある統計学の基本をぜひ身につけてほしい。**臨床家が本書の内容を超える高度な統計学の知識を身につける必要はない。**もしも自分の研究において高度な統計学を用いる必要が生じた場合，臨床疫学や統計学の専門家にコンサルされることをお勧めする。

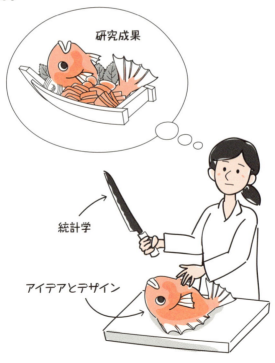

## (1) 変数のタイプ

変数のタイプには，連続変数（continuous variable）とカテゴリー変数（categorical variable）がある。カテゴリー変数はさらに，名義変数（nominal variable）と順序変数（ordinal variable）に分かれる。カテゴリーの区分が2つのときは2区分変数（binary variable, dichotomous variable），3つ以上のときは多区分変数（polychotomous variable）という。

### （i）連続変数

体重，検査値など，連続的な数値をとる変数。回数や個数など，整数値をとる変数は離散変数（discrete variable）というが，連続変数と同じ扱いでよい。

### （ii）名義変数

各区分間に大小関係がないカテゴリー変数。

<例> 性別（男女），治療の種類（治療薬Aと治療薬B），など

### （iii）順序変数

各区分間に大小関係があるカテゴリー変数。多くの臨床的重症度指標は順序変数である。

<例> がんの進行度（Stage I-IV），modified Rankin Scale（0-6），心不全のNYHA分類（I-IV），肝硬変のChild分類（A，B，C），Glasgow-Pittsburg脳機能カテゴリー（1-5），など

## (2) 連続変数のカテゴリー化

### (i) 連続変数のカテゴリー化が必要なケース

線形回帰モデルでは，独立変数（$X$）と従属変数（$Y$）との関係が直線型であることが前提である。しかし現実には，$X$と$Y$との量反応関係は直線型ばかりでなく，U字型やS字型のこともある（図5-1）。例えば，body mass index（BMI）と死亡率の関係はU字型，すなわち痩せと高度肥満の死亡率が高い。このような場合，$X$を連続変数のまま回帰分析に投入することは不適切である。臨床的に妥当なカットオフ値（cut-off value）を用いてカテゴリー化（categorization）することが必要である。

### (ii) 連続変数のカテゴリー化の方法

臨床的に妥当なカットオフ値には以下のようなパターンがある。

**<例1>　年齢を10歳刻みのカテゴリー変数に変換**
　　$\leq 49$，50-59，60-69，70-79，$\geq 80$歳

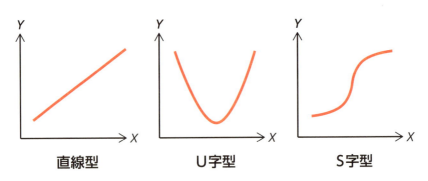

図5-1．独立変数$X$と従属変数$Y$の量反応関係

<例2> Body mass index を WHO の定義によるカットオフ値を用いてカテゴリー化

$< 18.5$, 18.5-24.9, 25.0-29.9, $\geq 30.0$ kg/m$^2$

<例3> 各区分の症例数がほぼ均等になるようにカテゴリー化

　三分位（tertiles），　四分位（quartiles），　五分位（quintiles）など。

### (iii) 連続変数のカテゴリー化は悪用される

　研究者が恣意的にカテゴリーのカットオフ値を決めて，統計的有意差を出す（あるいは意図的に消す）ことができる（図5-2）。**連続変数の恣意的なカテゴリー化は禁物である。**

　悪用と誤解されないためには，臨床的に理にかなったカットオフ値を用いたり，先行研究と同じカットオフ値を用いる。

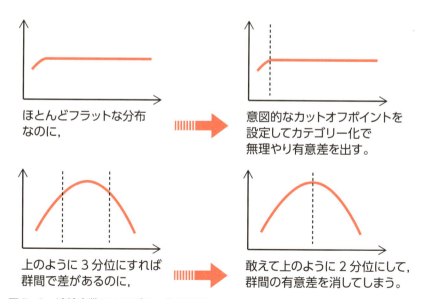

図5-2．連続変数のカテゴリー化の悪用

## (3) 率, 割合, 比

日常用語では,「率」と「割合」はほぼ同義である。**疫学では, 率と割合を意識して使い分けることがある。**

## (i) 率 (rate)

ある一定期間における, 何かが発生した回数または何かの例数。

疫学的に厳密にいえば, 率の単位は人／時間であり, 率には速度の概念が含まれる。

<例>　発生率 (incidence rate または単に incidence)

定められた期間に特定の人口の中から研究対象となる臨床事象（例えばある疾患への罹患）が発生した数。発生率の分母は個々の患者の観察期間の合計であり, 単位は人年 (person-year) で表されることが多い。人口1,000人中1年間の出生数が2人の場合, 出生率 (birth rate) は2人／1000人年となる。

## (ii) 割合 (proportion)

全体との関係を考慮した一部分の数量。割合の単位は％である。

<例1>　発生割合 (incidence proportion)

ある患者集団において新たにアウトカムが発生した患者の割合。「ある患者集団」は, アウトカムが発生する可能性のある集団, つまりリスクにさらされている集団 (population at risk) である。

Incidence rate とは異なるので注意を要する。紛らわしいので,「発生割合」を示したい場合は incidence という単語を使わず, 単に proportion とすればよい。

**<例2>　有病割合（prevalence）**

　ある特定の時点における臨床状況を有する人口集団の割合である。ある時点で人口1億人中2千万人の糖尿病患者がいれば，糖尿病の有病割合（prevalence）は0.2（または20％）である。

　Prevalenceは「有病率」と訳されるが，厳密にいうと「率」ではなく「割合」である。Prevalence proportionとはいえるが，prevalence rateという英語はおかしい。とはいえ，英語でも日本語でも，臨床研究では「率」と「割合」をさほど厳密に使い分けてはいない。例えば「在院死亡率」は「入院患者のうち死亡退院した患者の割合」であるから，厳密にはrateではなくproportionである。にもかかわらず，日本語では在院死亡率，英語でinhospital mortality rateと論文中に表記されていることがある。

## （iii）比（ratio）

　一方が他方に対してどのくらい大きいかを示す一対の数字で示される，2つの量の関係を示す。例えば，病院の看護師が700人，ベッド数が1,000の場合，看護師数とベッド数の比（nurse-to-bed ratio）は7：10（あるいは0.7）である。

　リスク比（risk ratio）は，要因Aを持っている人のリスクと，持っていない人のリスクの比である。

　発生率比（incidence rate ratioまたは単にrate ratio）は，要因Aを持っている人の発生率と，持っていない人の発生率の比である。

## (4) 母集団と標本

### (i) 悉皆(しっかい)調査と標本調査

母集団(population)とは,ある特性によって定義されるすべての人々の集合である。標本(sample)とは,母集団から抽出された一部の人々の集合である。母集団に属するすべての人々を対象とする調査を悉皆調査(census),標本を対象とする調査を標本調査(sample survey)という。

国勢調査は,日本に住むすべての人々の母集団を調査する悉皆調査である。厚生労働省の医師調査は,日本の医師免許をもつ医師の悉皆調査である。

臨床研究はほぼすべて標本調査であるが,例外もある。消防庁救急蘇生統計は,日本国内で院外心肺停止に至り救急搬送された患者の悉皆調査である[1]。日本未破裂動脈瘤悉皆調査(UCAS JAPAN)は,日本国内で未破裂動脈瘤と診断された患者の悉皆調査である[2]。

### (ii) 標本抽出

悉皆調査で得られた数値は,母集団の特性を記述(describe)する。これに対して,標本調査で得られた数値は母集団の特性を推定(estimate)する。標本抽出(sampling)の方法が,母集団の特性の推定精

**表5-1. 標本抽出の方法**

| |
|---|
| 確率的抽出 (probabilistic sampling) |
| 　単純無作為抽出 (simple random sampling) |
| 　系統的抽出 (systematic sampling) |
| 　層別無作為抽出 (stratified random sampling) |
| 　集束抽出 (cluster sampling) |
| 非確率的抽出 |
| 　便宜的標本 (convenience sample) または,つかみ標本 (grab sample) |

度に影響する．

　標本抽出の方法を**表5-1**に示す．確率的抽出（probabilistic sampling）は，標本の母集団代表性（population representativeness）を担保するために実施される．確率的抽出された標本は，① 母数の推計のため，あるいは ② 母集団の特性をさぐるために用いられる．例えば視聴率調査，選挙結果予想などは，確率的抽出に失敗すると，母集団代表性が担保されず，使い物にならない分析結果を生むことになる．

　非確率的抽出は，便宜的標本（または，つかみ標本）といわれ，アクセスの容易な対象者のみを標本として抽出する方法である．リクルートが容易でコストも低く，標本数を確保しやすい手法である．

　多くの臨床研究は確率的抽出を行わず，非確率的抽出を行っている．母数の推計や母集団の特性の推定が目的ではなく，治療効果の群間比較や，要因とアウトカムの因果関係の推定などを目的とする場合，必ずしも確率的抽出である必要はなく，むしろ標本数を確保しやすい非確率的抽出が推奨される．

## Column 8　疫学・統計学の専門家へのコンサルト

　統計学に関する充分な知識がなくても，市販の統計ソフトを用いれば，クリックだけで一通りの統計分析ができてしまう．臨床家が難解な統計理論を理解する必要はない．統計ソフトの裏側で繰り広げられている複雑な計算過程を知らなくても，何ら問題はない．臨床家にとって必要なことは，適切な研究デザインを設定し，研究仮説に沿ったデータを漏れなく，しかも正しく測定し，データに合った統計モデルをあてはめ，適切な統計手法を選択できることである．

　とはいえ，上記の疫学・統計学的な各ステップにおいて，自分がやっていることが正しいかどうか，自信が持てないこともあるかもしれない．そういう場合は，疫学・統計学の専門家へのコンサルテーションをお勧めする．ただし，コンサルテーションはなるべく，研究の計画段階，すなわち研究デザインを組むあたりから始めることが望ましい．データを取ってしまった後では，疫学・統計学の専門家であっても，できることは限られている．

# 2 統計学的検定

## （1）P値と信頼区間

　P値とは，実際には差がないにもかかわらず，たまたま偶然に差があるように見えてしまう確率である。P値が低いとは，誤って差があると見えてしまう確率が低い，すなわち実際に差がある確率が高いことを意味する。多くの臨床研究では，有意水準をP＜0.05と設定する。0.05という水準に科学的な意味があるわけではなく，あくまで慣例である。

　曝露群（または介入群）と対照群における効果を比較する場合，P値によって「効果に差があるかどうか」を判断できるだけであって，「効果の差の大きさ（effect size）」を判定できるわけではない。例えば，P＝0.01に比べて，P＝0.001の方が「効果の差が大きい」と誤解してはならない。

　症例数が増えると，P値は小さくなる。極端にいえば，臨床的に意味のないほんのわずかな差でも，サンプルサイズをどんどん増やしていけば，いつかは統計的には有意な差となる。

　統計的に有意だが臨床的には有意でない（Statistically significant, but clinically insignificant）結果が得られる。

　上記の問題は，P値の他に信頼区間（confidence interval）を示すことで解決できる。平均値（x）の標準偏差（standard deviation, SD）を症例数 $n$ の平方根で割った値が標準誤差（standard error, SE）である。95％信頼区間は，x ± 1.96SE となる。

## （2）測定データの代表値とばらつき

　臨床研究論文における Table 1 は，患者背景（patient background）に関する記述統計を示すことが多く，論文の中でも重要な位置を占める。対象集団の構成を数値化し，グループ間の差を適切な統計手法を用いて的確に示す必要がある。

　連続変数のデータが正規分布（normal distribution）に沿う場合，平均値と標準偏差を示す。ただし，多くの臨床データは正規分布に沿っていない。在院日数は，たいてい左に偏った（skewed）分布であり，極端に大きい外れ値（outlier）が散在する。血液生化学検査におけるGOT/GPTやクレアチニンなどの分布も同様である。平均値は中央値（median）よりも大きく，1標準偏差が平均値を上回ることもある。そのような場合，代表値とばらつきの指標として，平均値と標準偏差を示すことは不適切であり，中央値と四分位範囲（interquartile range；25パーセンタイル値と75パーセンタイル値の間の範囲）を示すべきである。平均値は外れ値によって左右されるが，中央値は外れ値の影響を受けにくいという利点がある。データが正規分布に沿う場合，平均値と中央値はほぼ一致する。正規分布に沿わない分布で外れ値が存在する場合，対数変換（log transformation）によって正規分布に近づけられることがある

　外れ値の原因として，真の外れ値のこともあれば，単なる入力ミスや測定ミスのこともある。前向き研究の場合，データ収集の初期段階で外れ値の有無を検証すべきである。入力ミスが疑われる場合，可能であれば元資料に戻って修正する。明らかな測定ミスの場合，測定をやり直す。しかし後向き研究では，こうした修正は不可能である。明らかな入力ミスや測定ミスは欠損値扱いとすることもできるが，実際は区別できないことが多い。外れ値への対処方法として，連続変数のカテゴリー化や，ノンパラメトリック法を適用することがある。データが正規分布に

従う場合，±2SD（標準偏差）を超える場合は外れ値扱いとすることがある。

非正規分布の場合，25パーセンタイル値−1.5IQR（interquartile range，四分位範囲）以下と，75パーセンタイル値＋1.5IQR以上を外れ値扱いとすることもある。

## （3）群間の差と相関

### （i）平均値の差の検定

パラメトリック法（parametric method）とは，代表値に関する統計的推測を，正規分布などの母集団分布に基づいて行う手法である。ノンパラメトリック法（nonparametric method）は，母集団分布に依存しない統計手法の総称である。

平均値の差の比較を行うパラメトリック法には，t検定（2群）や分散分析（3群以上）がある。t検定・分散分析はデータが正規分布していることが前提であるといわれる。

正規分布しているかどうかの検定には，Kolmogorov-Smirnov（コルモゴロフ・スミルノフ）検定やShapiro-Wilk（シャピロ・ウィルク）検定などがある。しかし，臨床データにこれらの正規性検定を適用すると，正規分布からの逸脱がしばしば認められる。実際のところ，t検定や分散分析は頑健（robust）であることが知られている。極端に左に偏った分布や二峰性の分布といった，正規分布からの大きな逸脱がない限り，非正規分布であっても，t検定や分散分析を用いても差し支えない。

母集団分布に依存しないノンパラメトリック法として，Mann-Whitney（マン・ホイットニー）U検定（対応のない2群），Wilcoxon（ウィルコクソン）符号付順位和検定（対応のある2群），Kruskal-Wallis（クラスカル・ウォリス）検定（対応のない3群以上），Friedman（フリードマン）検定（対応のある3群以上）などがある。これらは元データを順序

データに変換して計算する方法であり，正規分布から大きく逸脱する場合には適用してもよい．

正規分布していないデータを，対数変換（log transformation）などによって正規分布に近づけられることがある．しかし，対数変換したデータにパラメトリック検定を行った結果は，対数変換しない元のデータにノンパラメトリック検定を行った結果と近い．すなわち，わざわざ対数変換しなくても，元のデータのままでノンパラメトリック検定を適用すればよいといえる．

### (ii) 比率の差の検定

群間の比率の差の検定には，$\chi^2$検定やFisher（フィッシャー）の正確確率検定がある．特に2×2分割表において，総症例数が20例以下の場合，あるいは総症例数が20〜40例であって4つのマス目の最小値が5以下のとき，Fisherの正確確率検定が推奨される．総症例数が40を超える場合は，$\chi^2$検定・Fisher検定のどちらでもよい．対応のある場合の比率の差の検定にはMcNemar（マクネマー）検定が適用される．

各群の比率が単調増加（または単調減少）であるかどうかの傾向検定（trend test）には，Cochran Armitage（コクラン・アーミテージ）検定が用いられる．

### (iii) 相関係数（coefficient of correlation）

正規分布に従う2つの連続変数間の相関は，Pearson（ピアソン）の積率相関係数を用いる．正規分布に従わない連続変数や順序変数の場合，Spearman（スピアマン）の順位相関係数を用いる．2値変数間の相関は，Kendall（ケンドール）の順位相関係数を適用する．

### （iv）カプラン・マイヤー（Kaplan-Meier）法

打ち切り例のある2値アウトカムについて群間に差があるかどうかを分析する手法である。横軸に時間，縦軸にアウトカムの発生率を取りグラフ化する。

カプラン・マイヤー法は，イベントが発生するまでの時間（time to event）の情報を利用する。カプラン・マイヤー法は「生存分析（survival analysis）」の一つではあるものの，生死だけが分析対象ではない。疾患発生までの時間，退院までの日数，など，あらゆるイベント発生までの時間がアウトカムになりうる。

群間に有意差があるかどうかの検定には，ログランク検定（log-rank test）が用いられる。

## （4）サンプルサイズ設計

### （i）サンプルサイズ設計の必要性

検定の過誤を減らすには，サンプルサイズは大きければ大きいほどよい。しかしながら，介入研究においては，不必要に多くの被験者を安全性の確認されていない治療の危険にさらすべきでないという倫理的側面からも，研究にかかるコストの節減という経済的側面からも，常に必要最低限のサンプルサイズを見積もることが肝要である。特にランダム化比較試験では，研究計画の策定時にどのようにサンプルサイズを設計したかを記載するように国際的ガイドライン（CONSORT 声明）で定められており，一度決めたサンプルサイズを研究開始後に変更することはできない[3]。また近年，臨床治験だけでなく，観察研究でもサンプルサイズ設計が要求されることがある。観察研究に関する国際的ガイドライン（STROBE 声明）でもその点が明記されている[4]。

## （ii）偶然誤差による第一種・第二種の過誤

　本当は帰無仮説（null hypothesis）が正しいにもかかわらず，偶然誤差により，たまたま帰無仮説とはかけ離れた結果が出たために帰無仮説を棄却してしまうことを，第一種の過誤（$\alpha$エラー）という。本当は帰無仮説が誤っている（＝対立仮説が正しい）にもかかわらず，偶然誤差により，たまたま帰無仮説に近い結果が出たために，帰無仮説を棄却できないことを第二種の過誤（$\beta$エラー）という。

　検出力とは，「第二種の過誤を犯さない確率」（＝ $1-\beta$）である。例えば検出力0.8とは，「100回仮説検証を行った場合に80回は検出できる力」といえる。検出力を上げると，逆に誤って帰無仮説が棄却される確率，すなわち第一種の過誤を犯す確率は高くなる。このように第一種の過誤と第二種の過誤はトレードオフの関係にある。

　第一種の過誤と第二種の過誤を同時に小さくするには，サンプルサイズを大きくすればよい。サンプルサイズが小さいと測定結果のばらつきは大きくなり，検定の過誤も大きくなる。サンプルサイズが大きくなればそれだけ測定結果のばらつきは少なくなり，検定の過誤も小さくなる。

## （iii）サンプルサイズ設計の実際

　サンプルサイズを設計するには，検出力と効果量（effect size）を決定することが必須である。検出力は通常0.8に設定することが多い。

　サンプルサイズ設計の上で，効果量を決定することが最も難しい。例えば，「新しい降圧薬と対照である既存の降圧薬の間で血圧の平均値の差が5 mmHg」というように，起こりうる差を研究開始前に推測しなければならない。当然，推測された差が大きければ，比較的小さなサンプルサイズでも有意差が出るが，差を小さく見積もった場合，大きなサンプルサイズが必要となる。この推測を誤って不用意に差を大きく見積もると，サンプルサイズ不足により解析の精度を落としてしまう。臨床

試験においては研究計画時に設計されたサンプルサイズを増やすことは通常許容されない。効果量の見積もり間違いによるサンプルサイズ不足が，せっかくの臨床試験を台なしにするかもしれない。先行文献やパイロット研究などのデータなどをもとに，慎重に効果量を見積もることが重要である。

　実際には脱落も考慮して，安全域を含んだ多めの設定をすることになる。しかし，脱落は検出力の問題だけではなく，バイアスの問題も生じる。脱落を最小限にとどめる工夫も考慮した上で設計することが肝要である。

　サンプルサイズ設計では，アウトカムを選ぶことも重要である。一般に連続変数であるアウトカム（治療前後の血圧など）の方が，カテゴリー変数や二値変数のアウトカム（140 mmHg 以上の高血圧か否か）よりも検出力が高いため，サンプルサイズは小さくて済む。一次アウトカム（primary outcome）に加えて二次アウトカム（secondary outcome）を設定する場合，両者でサンプルサイズを計算し，乖離がないことを確認しておく（前者では充分だが後者では足りないようなこともある）。

　効果量の見積もりさえ正しければ，サンプルサイズの計算自体は既存のソフトで簡単に計算できる。特に Hulley らの教科書[5]に紹介されているウェブサイト（http://www.dcr-4.net/online-tools/）では，2群の平均値を t 検定で比較する場合や2群の割合を $\chi^2$ 検定で比較する場合などのサンプルサイズ見積もりの自動計算が可能となっている。生存時間などがアウトカムの場合や多変量回帰分析に対応する場合はサンプルサイズの計算はかなり複雑になる。しかし，基本的には期待される効果量を把握した上で設定することに変わりはない。

## 3 因果推論

疫学研究において，事象Aと事象Bの因果関係（causal relationship）の判定に用いられる基準として，Hillの基準が知られる[6]。事象Aが喫煙，事象Bが肺がんなどのように，Aが要因，Bが疾患の発生のこともある。事象Aがある薬剤，事象Bが疾患の治癒などのように，Aが治療，Bがそのアウトカムであることもある。

1960年代のイギリスで，喫煙と肺がんの因果関係が議論の対象となっていた。喫煙者に肺がんが多くみられることを，医師たちは経験的に知っていた。しかし，喫煙と肺がんに因果関係があると断定できるかどうかについて議論は衝突した。そこでHillは，因果関係を判断するための以下のような9つの基準を提案した（この基準に照らして，喫煙は肺がんの原因であると判定された）。

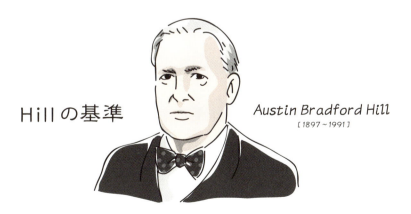

Hillの基準　　Austin Bradford Hill 〔1897〜1991〕

## （1）関連の強固性（strength）

曝露群における疾患の発生率が，非曝露群におけるそれと比べてどの程度高いか低いか。

<例>
- 喫煙群における肺がんの発生率が，非喫煙群におけるそれと比べてどの程度高いか。
- タミフルを服用したインフルエンザ患者群の死亡率が，タミフルを服用しなかったインフルエンザ患者群の死亡率と比べてどの程度低いか。

## （2）関連の時間性（temporality）

要因Aへの曝露が，疾患Bの発生に先行しているかどうか。

<例>
- タミフルの内服は，解熱に先行しているかどうか。
- 原発事故の1年後に発見された甲状腺がんについて，放射線曝露が甲状腺がん発生に先行しているといえるかどうか。

## （3）関連の一貫性（consistency）

要因Aと疾患Bの関連が，異なる集団でも一貫して認められるかどうか。

<例> 治療A後のアウトカムBは，医療機関が異なっても一貫して認められるかどうか。

## （4）生物学的蓋然性（biological plausibility）

曝露と疾患の関係について，生物学的に説得力のある説明が可能かどうか。

<例> 喫煙と肺がんの関係について，病態生理上，合理的な説明ができるかどうか。

## （5）現時点の知識との整合性

現時点で既知の疾患に関する知識と矛盾しないかどうか。

## （6）量反応関係

関連の強固性を補強する。要因 A の曝露量によって疾患 B の発生率が変化するかどうか。

<例> 喫煙期間や喫煙本数が増えるほど，肺がんの発生率が増えるかどうか。

## （7）類似性

A と B の関連性は，他の既知の因果関係と類似しているかどうか。

## （8）実験的証拠

A と B の関連について，基礎研究や動物実験などで得られた知見があるかどうか。

## （9）関連の特異性（specificity）

一つの要因は一つの結果だけをもたらしているかどうか。現実には一つの要因はいくつもの結果をもたらし，特異性はないことが多い。特異性がないからといって因果関係がないとはいえない。

## 森鷗外と脚気

森鷗外は，夏目漱石と並ぶ明治の文豪である。鷗外は医師でもあった。鷗外が陸軍軍医であった19世紀末から20世紀初めのころ，陸軍の兵士たちに脚気が蔓延していた。鷗外は脚気の「栄養欠乏説」を否定し，「細菌説」に固執し続けたことで知られる。

当時海軍軍医で，後に東京慈恵会医科大学を創設した高木兼寛らは，「麦飯を食べると脚気が減少する」という経験則に基づいて，海軍で麦飯を奨励した。しかし鷗外は，麦飯の脚気予防効果に「根拠がない」と頑迷に否定した。

「我が国多数の学者は，ここに拠って原因上関係を二者の間に求め〈前後即因果（Post hoc ergo propter hoc）〉の論理上誤謬に陥るを顧みず。これ予の是認すること能わざる所なり」（森林太郎，脚気減少は果たして麦を以て米に代えたるに因するか。東京医事新誌1901；1221：21-24）。

この鷗外の主張は，「因果推論」の説明としては正しい。しかしその後，海軍では脚気が減少し，白米を提供し続けた陸軍では脚気による死亡者数が増加したことは，歴史上の事実である。

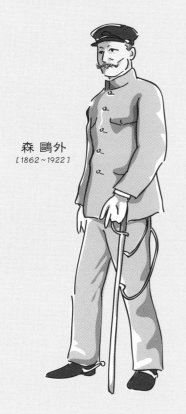

森 鷗外
[1862〜1922]

後世の人々によって，鷗外のせいで陸軍の死亡者が増えた，故に鷗外は医師としては失格である，といったような言説が語られたことがある。しかし，それはお門違いである。19世紀当時，ビタミンの存在すら知られておらず，栄養学や疫学の概念も確立していなかった。ビタミンの存在を既に知っている後生の我々が，その存在を知らなかった当時の人々を安易に批判すべきでない。

当時，ロベルト・コッホ，北里柴三郎など細菌学者が活躍していた時代である。当時の東京帝国大学医学部教授たち（内科学のベエルヴィン・フォン・ベルツ，青山胤通，病理学の長與又郎，緒方知三郎）は，脚気の原因について「細菌説」を支持し，「未知栄養欠乏説」に反対した。東大医学部出身の鷗外が，東大教授たちの説に従ったのは，明治時代の権威主義を鑑みれば，無理からぬところである。

# 4　多変量回帰分析

## （1）多変量回帰分析の選択

### （ⅰ）多変量回帰分析とは

　回帰分析（regression analysis）とは，独立変数（説明変数）と従属変数（被説明変数）の間の関係を解析する，臨床研究でもよく用いられる統計手法である。独立変数が単一の場合は単変量回帰分析，二つ以上の場合は多変量回帰分析と呼ばれる。

　臨床研究では，従属変数にさまざまなタイプのアウトカムが用いられる。アウトカム変数の種類によって，適用する回帰モデルは異なる。アウトカム変数が連続変数の場合は重回帰分析（multiple regression），2値変数・順序変数・名義変数の場合はロジスティック回帰（logistic regression），打ち切り例のある2値変数の場合はCox回帰分析（Cox regression）が用いられる。

　多変量回帰分析のモデルには，いくつかの重要な前提や制約がある。それらを理解した上で，統計ソフトを回す必要がある。前提や制約を無視して統計ソフトに盲目的に変数を叩き込めば，誤った結果を導く恐れがある

### （ⅱ）重回帰分析

　重回帰分析で必要な症例数は，独立変数一つにつき15症例以上である。例えば独立変数が10変数ある場合は150例以上必要となる。

　重回帰分析では，残差の分布が正規分布である必要がある。残差とは，回帰分析による予測値と実測値の差分である。これが正規分布に従わない場合，従属変数を対数変換するなどにより，残差の分布を正規分布に近づける必要がある。

### (iii) ロジスティック回帰分析

　従属変数が2値変数の場合は二項ロジスティック回帰（binary logistic regression），3値以上の順序変数の場合は順序ロジスティック回帰（ordinal logistic regression），3値以上の名義変数の場合は多項ロジスティック回帰（multinomial logistic regression）を選択する。

　臨床研究では圧倒的に二項ロジスティック回帰が多いため，単にロジスティック回帰といえば二項ロジスティック回帰を指す。臨床研究で用いられる2値アウトカムは，時間依存性がない「イベント発生」または「イベント非発生」，「死亡」または「生存」，「治癒」または「非治癒」などである。

　二項ロジスティック回帰では，2値のアウトカムのうち少ない方の数が，独立変数の数の10倍以上必要である。例えば，症例数が1,000例でイベント発生数が80例である場合，ロジスティック回帰分析に投入できる独立変数の数は，最大で80÷10＝8変数である。

　**従属変数のイベント発生数に対して，独立変数の数が過剰だと，過剰適合（overfitting）により結果が信頼できなくなる。**

### （iv）Cox 回帰

生存分析（survival analysis）の一つであるCox回帰でも，2値のアウトカムのうち少ない方の数が，独立変数の数の10倍以上必要である。

Cox回帰は，$n$個の共変量$X_1, X_2, \cdots X_n$で時間経過の各時点におけるアウトカムの二分値（死亡または生存，など）を予測する。ベースラインのハザードを$h_0(t)$，対象者のハザードを$h(t)$で表すと，Cox回帰モデルは次式で表される。左辺の$h(t)/h_0(t)$がハザード比（hazard ratio）である。

$$h(t)/h_0(t) = \exp(\beta_1 \cdot X_1 + \beta_2 \cdot X_2 + \cdots + \beta_n \cdot X_n)$$

この式の右辺には時間$t$が含まれない。すなわち，時間経過の中で，共変量の被説明変数に対する効果が変動しないことを前提としている。言い換えれば，ハザード比が時間に依存せず常に一定，という強い仮定をおいている。これをCox回帰における比例ハザード性の仮定（proportional hazard assumption）という。

比例ハザード性が成立していることを確認するには，二重対数プロットを用いる。時間の対数を横軸にとり，共変量の値で層別した時の生存関数（S）の二重対数$\log(-\log S)$をプロットした図形を二重対数プロットという。二重対数間の距離はその共変量の効果を表す回帰係数$\beta_i$そのものである。二重対数が層間で平行になっていれば比例ハザード性の仮定は満たされている。平行でないとき，比例ハザード性の仮定は満たされていないことになり，Cox回帰を適用すると誤った結論を招く。

**発展学習** 競合リスクモデル

通常の生存分析（カプラン・マイヤー法およびCox回帰）では，起こりうるイベントが1種類のケースを想定している。2つ以上のイベントの発生を考慮するモデルを，競合リスクモデル（competing risk model）という。競合リスクとなる複数のイベントは，一方のイベントが発生すれば他方のイベントは発生しないという関係を満たしている必要がある。例えば，死亡イベントを全死因死亡（all-cause mortality）ではなく，疾患特異的死亡（disease specific mortality）とその他の死亡に分けることがある。2つの死亡は互いに競合リスクである。人工関節置換術後のイベントを再置換術に設定した場合，死亡は競合リスクになりうる[7]。透析患者における新規発症の心房細動に対する抗凝固療法が，脳梗塞などの合併症発生率低下と関連するかどうか検討した研究では，脳梗塞・心筋梗塞・心不全というイベントについて，死亡を競合リスクとする競合リスクモデルが用いられた[8]。

イベントが確認されずに観察が中止となった場合，観察打ち切り（censor）という。生存分析では，打ち切り例も対象に含めることができる。推定に偏りを与えない観察打ち切りは，「無情報打ち切り（non-informative censoring）」という。注目するイベントよりも先にそれを阻害するイベントが発生し，観察打ち切りになることを「情報を持つ打ち切り（informative censoring）」という。競合リスクは後者であり，これを考慮しないと，生存分析における推計にバイアスが生じる。

## （2）多重共線性

### （i）多重共線性（multicollinearity）のチェック

多変量回帰分析では，複数の独立変数が，互いに独立であることが前提条件である。独立でない2つの変数を同時に多変量回帰分析に投入すると，係数の推計に歪みをもたらす。これを多重共線性という。

**多変量回帰分析では多重共線性を必ずチェックをしよう。**

多重共線性をチェックする指標として分散拡大係数（variance inflation factor，VIF）が用いられる。VIFは以下の式で示される。

$$\text{VIF} = 1/(1-R^2) \qquad (R^2：決定係数)$$

<例> **独立変数 $X_1$, $X_2$, $X_3$, $X_4$, $X_5$ 間の多重共線性チェック**

$X_1$ を従属変数，$X_2$, $X_3$, $X_4$, $X_5$ を独立変数とする重回帰モデルの決定係数 $R_1^2$

$X_2$ を従属変数，$X_1$, $X_3$, $X_4$, $X_5$ を独立変数とする重回帰モデルの決定係数 $R_2^2$

などとし，$\text{VIF}_1 = 1/(1-R_1^2)$，$\text{VIF}_2 = 1/(1-R_2^2)$ などを求める。$\text{VIF}_i > 10$ の場合，多重共線性ありと判定する。

(ii) **多重共線性への対処法**

多重共線性への対処法はさまざまある。独立でない2つの変数のどちらか一方のみを回帰分析に投入し，もう一方は外すという方法が最も簡便である。

多重共線性のある2変数を以下のように1変数に縮約する方法もある。

<例> 独立変数 $X_1$, $X_2$ がともに0，1の二項変数の場合

$X_1$, $X_2$ の2変数を，以下のように $X_3$ の1変数に縮約する。

$(X_1, X_2) = (0, 0)$ のとき $X_3 = 0$，
$(X_1, X_2) = (0, 1)$ のとき $X_3 = 1$，
$(X_1, X_2) = (1, 0)$ のとき $X_3 = 2$，
$(X_1, X_2) = (1, 1)$ のとき $X_3 = 3$

傾向スコアを用いてすべての独立変数を1変数に縮約する方法もある（第6章参照）。

## （3）多変量回帰分析における独立変数の選択

### （ⅰ）モデルの誤設定

多変量回帰分析の独立変数に投入すべき変数の選択の誤りによって，解析結果に歪みが生じる。これをモデルの誤設定（misspecification）という。前項の多重共線性の問題もモデルの誤設定の一種である。その他にも，従属変数に影響すると考えられる重要な変数が，未測定など何らかの理由で得られない場合にも，モデルを正しく設定することはできない。例えば，急性膵炎の予後を分析したいのに，膵炎の重症度に関する変数が投入されていない場合などがそれにあたる。逆に，従属変数に影響するとは考えにくい変数をむやみに多変量回帰分析に投入した場合にもモデルの誤設定が生じる。

### （ⅱ）独立変数の選択方法

以下のうち，多変量回帰分析における独立変数の選択の方法として，最も適切な方法はどれだろうか？

#### ① 総あたり法

測定された独立変数のすべての組み合わせを考え，総あたりで何回も回帰分析を行い，最もあてはまりの良いモデルを選択する方法（つまり，変数選択を統計ソフトにお任せ）。

#### ② ステップワイズ法（逐次選択法）

変数増加法，変数減少法など。独立変数を一個ずつ入れたり出したりして，最適なモデルを選択する方法（こちらも，変数選択を統計ソフトにお任せ）。

③ 単変量回帰との合わせ技

　単変量回帰である程度有意（P＜0.10あるいはP＜0.20など）であった独立変数のみを選択して，多変量回帰分析に強制投入する方法。

④ 臨床的に合理的なモデルの設定

　先行研究の知見や臨床的判断に基づき，アウトカムと関連があると合理的に考えられる変数をできるだけ多く選択して，多変量回帰モデルに強制投入する方法。

　正しい方法は，④である。

　**臨床研究における多変量回帰分析は臨床的に考えて合理的なモデルでなければならない。**

　①や②の方法は，臨床を知らない統計屋がやりかねない手法である。いわば邪道である。

　③の方法は，アウトカムに影響しそうな要因に関して，先行研究を含めて予備知見がない場合に限っては，用いてもよい。

## （4）正しい多変量回帰分析を行うためのステップ

前項の解説を踏まえて，モデルの誤設定がなるべく起きない，正しい多変量回帰分析を行うためのステップを解説する。

### （i）ステップ1：関連要因のリストアップ

研究仮説を立てたら，注目しているアウトカムに関連する要因を先行研究からリストアップする。また，アウトカムに関連しそうな，生物学的に説明可能（biologically plausible）な要因もできるだけリストアップする。

**＜例＞　腹腔鏡下胃切除と開腹胃切除の比較**

腹腔鏡下胃切除術（laparoscopic gastrectomy）は開腹胃切除術（open gastrectomy）よりも術後合併症が少ない，という仮説を立てた場合。先行研究をレビューし，胃切除術の術後合併症に関連する要因を，先行研究からリストアップする。

年齢，性別，がんのステージ，リンパ節郭清の有無，糖尿病などの併存疾患，術前のアルブミン値，術前の血中ヘモグロビン値，肥満，手術時間，麻酔の方法などがリストアップされる。

### （ii）ステップ2：要因のデータ採取

リストアップされた要因のデータを取りにかかる。これらの要因は，アウトカムに影響する潜在的交絡要因である。前向き研究であろうと後向き研究であろうと，これら潜在的交絡要因のデータを取ることに注力する。データを取れなければ即，研究の限界につながる。それを統計解析で事後的に挽回することはできない。

（iii）ステップ3：変数の検討

　　データを集めた変数たちの記述統計を取り，回帰分析に投入する変数を吟味する。

　　連続変数が正規分布に沿っているかどうかを確認し，正規分布していない場合は適切にカテゴリー化を行うなどの処置を施す。カテゴリー変数の各カテゴリーの中に，アウトカムの発生数が極端に少ないカテゴリーがないかどうか確認し，それらをなくすための再カテゴリー化を検討する。また，独立変数間の多重共線性をチェックする。さらに，従属変数の種類に合った適切な多変量回帰分析を適用する。

（iv）最悪の方法

　　研究仮説もはっきりしないまま，先行研究もろくに読まないまま，何となくデータを取りにかかる。アウトカムに関連があるかどうかよくわからないが，とにかく取れそうなデータは全部取る。取れた変数を手あたり次第モデルにぶち込んで，総あたり法，ステップワイズ法を用いて変数選択する。少なくとも臨床研究で，このような方法を取ることはご法度である。

## （5）欠損値

### （i）欠損値の発生防止

　　前向き研究の場合，欠損値（missing value）がなるべく発生しないようにデータ測定・入力を徹底するシステムをあらかじめ作る必要がある。特に多施設共同研究で，参加施設にデータ入力を依頼する場合は要注意である。変数の定義，測定方法などの基準を明確にし，未入力をなくすことが重要である。しかし後向き研究ではそれ自体が困難である。例えば，カルテレビュー研究で患者の喫煙歴と疾病罹患の関連を調べようとしても，カルテに喫煙歴が書かれていないことがある。

## (ii) 欠損値が発生するメカニズム

欠損値が発生するメカニズムには以下の3つが挙げられる。

### ① Missing completely at random（MCAR）

欠損値が完全にランダムに発生している場合。欠損が何らかの意図を伴ったものではなく，偶然に欠損したと考えられる場合。

### ② Missing at random（MAR）

意図的な欠損ではあるが，欠損しているか否かが欠損値そのものに依存していない。

<例> 多くの女性が体重を自己申告しなかった。しかしそれは，体重の値そのものには依存していないかもしれない（体重の重い軽いにかかわらず欠損が発生）。

### ③ Missing not at random（MNAR）

欠損しているか否かが，欠損値そのものに依存。

<例> 非肥満者は体重を正確に自己申告したが，多くの肥満者が体重を自己申告しなかった。この欠損の発生は，欠損値そのものに依存（体重が重いと欠損値になりやすい）。

（iii）欠損値への対処方法と注意点

### ① 完全ケース分析（Complete-case analysis）

　欠損値を含む症例を取り除いて分析する。症例数は減ってしまう。欠損値の発生するメカニズムがMCARの場合，完全ケース分析を行っても推計値に歪みをもたらすことはない。

　多くの統計ソフトでは，欠損値を含むデータを回帰モデルに投入すると，欠損値のある変数を1つでも含むケースは自動的に除外され，完全ケース分析が実行される。欠損値を含むケースの割合が低い（通常5%未満）場合，完全ケース分析も許容されよう。

　表5-2に示すデータでは，No. 5, 11, 17の症例で体重（BW）のデータが欠損しており，body mass index（BMI）の計算ができない。完全ケース分析では，これらの症例を除外し，残ったケースのみで分析を実施することになる。

### ②「欠損」の事実をそのまま利用（Direct method）

　多くの場合，欠損値はランダムに発生しておらず，完全ケース分析は結果に歪みをもたらす。対処の方法の一つとして，欠損しているという事実をそのまま利用して，「欠損値」というカテゴリーを新たに作り分析に組み込む方法がある。症例数が減らなくて済む。ただし「欠損値」のカテゴリーに対して計算される推計値の解釈が困難となる欠点がある。

　表5-2に示すデータでは，連続変数であるBMIをカテゴリー化し，BMI category 1というカテゴリー変数を作成した。BMI category 1の値は，

　　BMI＜18.5の場合は1
　　BMIが18.5〜22.9の場合は2
　　23.0〜24.9の場合は3
　　25.0〜29.9の場合は4

30以上の場合は5
である。さらにBMI category 2というカテゴリー変数を作成し，BMIの欠損値には9という値を割りあてている。Direct methodではBMI category 2（名義変数）を用いることにより，No.1〜19までのすべてのケースを解析に組み込むことができる。

表5-2．欠損値を含むデータ

| No | Age | Sex | BH | BW | BMI | BMI category 1 | BMI category 2 | Outcome |
|---|---|---|---|---|---|---|---|---|
| 1 | 45 | 1 | 185 | 102 | 29.8 | 4 | 4 | 1 |
| 2 | 36 | 2 | 169 | 58 | 20.3 | 2 | 2 | 0 |
| 3 | 65 | 1 | 160 | 65 | 25.4 | 4 | 4 | 0 |
| 4 | 32 | 1 | 173 | 59 | 19.7 | 2 | 2 | 0 |
| 5 | 59 | 2 | 154 | | | | 9 | 1 |
| 6 | 47 | 2 | 160 | 43 | 16.8 | 1 | 1 | 0 |
| 7 | 38 | 1 | 171 | 99 | 33.9 | 5 | 5 | 1 |
| 8 | 49 | 2 | 159 | 41 | 16.2 | 1 | 1 | 1 |
| 9 | 39 | 1 | 175 | 82 | 26.8 | 4 | 4 | 0 |
| 10 | 42 | 2 | 149 | 40 | 18.0 | 1 | 1 | 1 |
| 11 | 34 | 2 | 162 | | | | 9 | 0 |
| 12 | 61 | 1 | 173 | 68 | 22.7 | 2 | 2 | 0 |
| 13 | 38 | 1 | 169 | 62 | 21.7 | 2 | 2 | 1 |
| 14 | 47 | 1 | 180 | 78 | 24.1 | 3 | 3 | 0 |
| 15 | 67 | 2 | 167 | 80 | 28.7 | 4 | 4 | 1 |
| 16 | 41 | 1 | 178 | 76 | 24.0 | 3 | 3 | 1 |
| 17 | 45 | 2 | 162 | | | | 9 | 0 |
| 18 | 29 | 2 | 170 | 77 | 26.6 | 4 | 4 | 0 |
| 19 | 53 | 2 | 152 | 49 | 21.2 | 2 | 2 | 1 |

（ⅳ）欠損値補完（Imputation）

欠損値に適当な値を代入することを欠損値補完という。

### ① 平均値代入法（mean imputation）

連続変数の欠損値があるケースに対して，欠損値のないケースの平均値を代入する方法。欠損値補完の前後で変数の平均値は不変であるが，標準偏差は小さくなり，多変量回帰分析にこの変数を投入すると推計値に歪みが生じる。したがってこの方法は今や禁じ手である。

### ② 回帰代入法（regression imputation）

連続変数の欠損値を他の変数で予測する回帰モデルを作り，欠損値のあるケースに対し，この回帰モデルの予測値（推定された回帰モデルの独立変数にそのケースの測定値を代入した値）を欠損値に代入する方法。これも禁じ手である。

### ③ Last observation carried forward（LOCF）

繰り返し測定の場合，欠損値の直前の計測値で補完する方法である。現在もよく行われる方法であるが，やはり推計値に歪みを生じるおそれがあり，限られたケースを除いては，あまり推奨できない[9]。

古典的な欠損値補完法はいずれも推計にバイアスを生じるため，原則として推奨されない。次頁の【発展学習】に示す「多重代入法」が唯一推奨される欠損値補完法である。

**発展学習**　**多重代入法**

　多重代入法（multiple imputation）は，欠損値を代入したデータセットを複数作成し，各データセットごとに推計値を求め，その結果を統合することにより，欠損値データの統計的推測を行う方法である。詳細説明は章末に示した文献・資料に譲る[10)-13)]。

　欠損値の発生がMCARの場合，完全ケース分析をやってもよい。MAR，MNARの場合，完全ケース分析は歪んだ結果をもたらす。MARの場合，多重代入法を行えば，より正しい推計値が得られる。またMCARであっても欠損値が多い場合は多重代入法を行った方がよい。MNARに対して完全な統計的対処法はない。明らかなMNARの欠損値を多数含む変数は捨てる方が無難である。ただし，MARなのかMNARなのかは区別が難しいこともある。そのため，いずれにしろ多重代入法を行うことが推奨される。

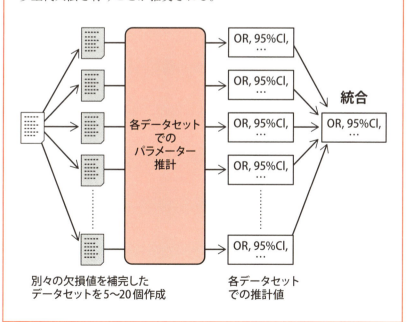

## 📋 文献・資料

1) Kitamura T, Iwami T, Kawamura T, et al. Nationwide Public-Access Defibrillation in Japan. N Engl J Med 2010 ; 362 : 994-1004
2) The UCAS Japan Investigators. The Natural Course of Unruptured Cerebral Aneurysms in a Japanese Cohort. N Engl J Med 2012 ; 366 : 2474-2482
3) Schulz KF, Altman DG, Moher D ; CONSORT Group. CONSORT 2010 statement : updated guidelines for reporting parallel group randomised trials. BMJ 2010 ; 340 : c332
4) von Elm E, Altman DG, Egger M, Pocock SJ, Gøtzsche PC, Vandenbroucke JP ; STROBE Initiative. Strengthening the Reporting of Observational Studies in Epidemiology (STROBE) statement : guidelines for reporting observational studies. BMJ 2007 ; 335 : 806-808
5) Hulley SB, Cummings SR, Browner WS, Grady DG, Newman TB. Designing Clinical Research. Lippincott Williams & Wilkins, 4th edition, 2013
6) Bradford-Hill A. The Environment and Disease : Association or Causation? Proc Roy Soc Med 1965 ; 58 : 295-300
7) Maradit Kremers H, Kremers WK, Sierra RJ, Lewallen DG, Berry DJ. Competing Risk of Death When Comparing Tibial Implant Types in Total Knee Arthroplasty. J Bone Joint Surg Am 2016 ; 98 : 591-596
8) Shih CJ, Ou SM, Chao PW, et al. Risks of Death and Stroke in Patients Undergoing Hemodialysis With New-Onset Atrial Fibrillation : A Competing-Risk Analysis of a Nationwide Cohort. Circulation 2016 ; 133 : 265-272
9) Molnar FJ1, Hutton B, Fergusson D. Does analysis using "last observation carried forward" introduce bias in dementia research? CMAJ 2008 ; 179 : 751-753
10) Molenberghs G, Fitzmaurice G, Kenward MG, Tsiatis A, Verbeke G. Handbook of Missing Data Methodology. 1st edition, Chapman and Hall/CRC, 2014
11) van Buuren S. Flexible Imputation of Missing Data. 1st edition, Chapman and Hall/CRC, 2012
12) Enders CK. Applied Missing Data Analysis. 1st edition, The Guilford Press, 2010
13) Cummings P. Missing data and multiple imputation. JAMA Pediatr 2013 ; 167 : 656-661

# 第6章 治療効果の比較

## できる！臨床研究の鉄則

**鉄則37**： 効果比較研究では比較可能性がなければならない

**鉄則38**： 効果比較研究の多くはRCTが不可能である

**鉄則39**： 傾向スコア分析をマスターする

**鉄則40**： 操作変数法の概念を理解する

**鉄則41**： 臨床試験の利点と限界を知る

## 1 効果比較研究の基礎

### （1）比較可能性

　医療技術には，薬剤，医療機器，手術・処置などさまざまなものがある。異なる2つ以上の医療技術の効果を相互に比較する研究を，**効果比較研究（comparative effectiveness study）** という。**比較するためには，比較可能性（comparability）がなければならない**。薬剤の場合，新薬と偽薬（プラセボ，placebo）を比較する場合もあれば，新薬と作用が似通った旧薬を比較することもある。同一の薬剤であっても，容量や投与期間などが異なれば，比較は可能である。がん治療における

手術と放射線治療の比較，手術単独と手術および化学療法併用の比較，などさまざまなタイプの比較が可能である．整形外科疾患における手術と保存的治療の比較，などもありうる．

　ただし，2つの医療技術の間で，適応（indication）のオーバーラップがないと，効果の比較は難しい．

　以下の医療技術の組み合わせは，適応のオーバーラップがあるといえるだろうか．

---

（ⅰ）　開腹胃切除術と腹腔鏡下胃切除術
（ⅱ）　冠動脈バイパス術と冠動脈インターベンション
（ⅲ）　肝がんに対する肝切除術と肝ラジオ波焼灼術
（ⅳ）　大腿骨頭壊死に対する回転骨切り術と人工関節置換術

---

　（ⅰ）は適応のオーバーラップがあり，両手術のアウトカムは比較可能である．開腹胃切除術と腹腔鏡下胃切除術，どちらを行ってもよい場合がある．

　（ⅱ）（ⅲ）は一部でオーバーラップがある．（ⅱ）について，かつて左冠動脈主幹部狭窄には冠動脈バイパス手術が選択されていたが，近年は同部位に対して冠動脈インターベンションが行われることもある．

　（ⅳ）は適応のオーバーラップがない．回転骨切り術は若年者，人工関節置換術は高齢者に行われ，適応はほぼ分かれているから，両者のアウトカムを直接比較することはできない．

## （2）ランダム化の可否

　効果比較研究において，曝露（exposure）または介入（intervention）とアウトカム（outcome）の因果関係を検定するには，「他のすべての条件が同じ」（ラテン語で，"ceteris paribus"）に設定した上で，曝露または介入がある集団とない集団のアウトカムを比較することが理想である。ランダム化（randomization）は，各群の違いをデザインの段階で制御（control）する最良の方法であり，最も内的妥当性（internal validity）が高い。そのため，ランダム化比較試験は，効果比較研究のゴールド・スタンダード（gold standard）と呼ばれる。他の研究デザインも，ランダム化比較試験との対比の上でその妥当性が検証される。

　**しかし多くの効果比較研究は，倫理的または費用的な理由で，ランダム化が不可能である。**

　次のクリニカル・クエスチョンに対して，ランダム化比較試験は実施可能であろうか？

---

（i）　頸髄損傷に大量ステロイド投与は有効か？

（ii）　日本人40代女性にマンモグラフィ検診は有効か？

（iii）　手術件数が多い施設ほど手術成績は良好か？

（iv）　ベッドあたり看護師数が多いほど医療事故は少ないか？

（v）　ヘリコプター搬送は救急車搬送より費用対効果に優れるか？

（vi）　介護保険導入によって要介護者のQOLは改善したか？

---

　上記のいずれのクリニカル・クエスチョンに対しても，ランダム化比較試験はほぼ不可能といってよい。

(i)について，ステロイドは既に市販され汎用されている薬剤である。頸髄損傷に対する大量ステロイド投与は，効果に関するエビデンスは不充分であるものの，日常臨床で既に用いられている。このような場合，プラセボを対照とした大量ステロイド投与の効果を検証するランダム化比較試験は困難である。

(ii)について，アジア人女性は欧米人女性に比較して乳腺密度が高いため，乳腺腫瘍がマンモグラフィでより描出されにくい可能性がある。その傾向は特に若年者において顕著である。40代女性を対象としたマンモグラフィ検診による乳がん死亡率の減少効果は，欧米の複数のランダム化比較試験によって証明されているものの，日本人40代女性に対してその効果は不明である。しかし，日本人40代女性の集団を非検診群とマンモグラフィ検診群に無作為に割りあてるランダム化比較試験の実施は，不可能である。なぜなら，既に日本では40代女性を対象としたマンモグラフィ検診が推奨され，広く実施されているからである。

視点を変えて，マンモグラフィ単独による検診と，マンモグラフィと超音波検査を併用する検診を比較するランダム化比較試験ならば可能である[1]。この場合，試験参加者は全員がマンモグラフィを受けることになるから，マンモグラフィの効果自体は検証できず，超音波検査による追加効果を検証していることになる。

## (3) 症例数の確保

前向き研究の場合，不参加や脱落をある程度見込んで，アクセスする対象者数を必要数よりも多く設定する。パイロット研究（pilot study）を行い，起こりやすい問題とその程度を把握しておく。

必要な症例が集まりそうもないときは，① 組み入れ基準を広げる，② 除外基準を緩和する，③ 研究期間を延長する，④ 研究協力施設を増やす，⑤ 研究デザインを変える，といった対策も検討する。

# 2　傾向スコア分析

## （1）適用による交絡

　観察データを用いた治療効果の比較研究では，**適応交絡（confounding by indication）**が問題となる。すなわち，医師がある疾患の患者に特定の治療を選択する際，ある種の病態ないし状態に偏った患者群を（意識的にしろ無意識的にしろ）選ぶ傾向にある。例えば，医師が比較的新しい手術法を最初に試す場合，比較的若年で合併症の少ない非肥満の非重症例など，手術がやりやすそうな症例を選ぶ傾向があるかもしれない。逆に薬剤投与は重症例に選択されやすい。例えば敗血症が重症であればあるほど，医師は利用可能なさまざまな薬剤をエビデンスがどうであれ，何でも投与したくなるものである。すなわち，患者の背景因子が，アウトカムに直接影響するばかりでなく，治療の選択にも影響を与え，それを介して間接的にアウトカムに二重の影響を与える。この適用による交絡をほぼ完全に排除する方法は，ランダム化比較試験以外にない。

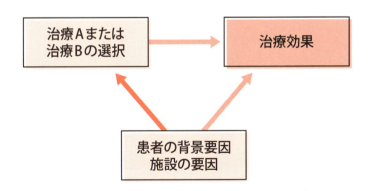

　しかし近年，傾向スコア分析（propensity score analysis）や操作変

数法（instrumental variable method）など，計量経済学（econometrics）の手法を臨床研究に応用することにより，観察データを用いつつ適用による交絡の影響をある程度まで克服する試みが多く見られるようになってきた。特に傾向スコア分析は，その適用範囲も広く，汎用されつつある[2)-4)]。

## （2）傾向スコアとは

　ある疾患について2つの治療的介入が存在するとき，各患者が2つのうち一方の治療を選択される確率を，**傾向スコア（propensity score**，PS）という。$0 < PS < 1$である。実際には各患者の傾向スコアの真値はわからないので，データから推計する。患者の背景要因などを独立変数，治療の割りつけを従属変数とするロジスティック回帰分析によりPSを推計する。

　傾向スコアの推計には，過剰適合（overfitting）の問題を考慮する必要がない。傾向スコアを求めるためのロジスティック回帰分析に投入する独立変数間に多重共線性（multicollinearity）があってもかまわない。投入する変数の型にも制約はなく，連続変数でもカテゴリー変数でもよい。また，各変数間の交互作用項や二乗項を投入してもよい。傾向スコアを推計するためのロジスティック回帰分析結果における独立変数の係数には関心がなく，群間のバランスがうまくいきさえすればよい。投入する変数は交絡因子と考えられる要因だけでなく，それ以外の要因を含めてもよい。ただし，治療の割りあてよりも時間的に前の段階で値が決定している要因でなくてはならない。例えば，治療後に起こった合併症や，治療後の在院日数を，治療の割りあてに関する傾向スコアの推計に用いることはできない。

　PSの識別力を確かめるには，実際に当該治療を受けたかどうかを状態変数（1または0）とし，PSを検定変数とするROC曲線（receiver operating characteristic curve）を描き，AUC（area under curve）を求めればよい。0.5≦AUC≦1.0である。AUC統計量が0.5のときは識別力なし，1.0のときは完全識別という。このAUCを，PSの**c統計量（c-statistics）**という。

## （3）傾向スコア・マッチング（propensity score matching）

　実際に当該治療を受けたグループと受けなかったグループから，1対ずつPSが近接しているペアを抽出する方法を，**最近傍マッチング（nearest neighbor matching）**という（マッチングの方法にはこれ以外にも最適マッチングやカーネル・マッチングなどいくつかある）。選ばれたペア間のPSの差が一定の値（**キャリパー，caliper**）を超えると，マッチングをやめる。マッチングから漏れた症例はすべて除外する。キャリパーは通常，すべての患者のPSの標準偏差の0.2倍に設定する。

　マッチング後の両グループ間の患者背景因子はほぼ均一にバランスされ，あたかもランダム化比較試験を行っているのと同様の状態を作りだすことができる。これを**擬似ランダム化（pseudo-randomization）**という。

　しかし，PS matchingはあくまで測定された交絡因子（measured confounders）のみを制御しているに過ぎないのであって，測定されない交絡因子（unmeasured confounders）によるバイアスには依然としてさらされている点に注意を要する。

　また，C統計量が高すぎると，マッチングできるペアが少なくなってしまい，サンプル数が少なくなって統計的な検出力が低下するばかりでなく，結果の一般化可能性も低下する。一方，C統計量が低いと片方のグループのほぼ全例がマッチングの対象となり，PS分析をわざわざ用いても通常の線形回帰分析とほぼ変わりない結果となる。一つの目安

として，C統計量は概ね0.7〜0.8の範囲が適正である。このように，PS matching も万能ではないことを充分に留意する必要がある。

## （4）マッチング以外の手法

### （i）PSによる調整（adjustment）

2つの治療の割りあて変数とPSそのものを独立変数に投入し，アウトカムを従属変数とする回帰分析を行う。特にロジスティック回帰はイベント発生数が少ない場合に独立変数の個数に制約がある。その場合，PSを求めることによって，多数の独立変数を一つの変数に次元縮約できるというメリットがある。

### （ii）PSによる層別化（stratification）

PSを通常5段階（quintiles）に層別化し，一方の治療を受けた群と受けなかった群間のアウトカム比較を層別に行ってもよい。

### （iii）逆確率による重みづけ（inverse probability weighing, IPW）

一方の治療を受けた群にはPSの逆数，受けなかった群には1－PSの逆数をあてた変数を，重みづけ係数に用いて，群間のアウトカムを比較する。この場合，見せかけの症例数が増加するというメリットはある。しかし，一方の治療を受けた群のうちPSの値が低い症例では重みづけ変数が異常に高くなるため（例えばPS＝0.1の場合，重みづけ係数＝10），結果に歪みをもたらすというデメリットもある。

層別化やIPWは単独で行われることは少なく，マッチングの確認分析（confirmatory analysis）として行われることが多い。

## （5）傾向スコア分析の正しい適用

　PS分析は2つの治療的介入のアウトカム比較分析に有用である。しかし最近は，その限界が充分に理解されないまま，多くの研究者によって濫用されている傾向にある。前掲のように，C統計量が低い場合はわざわざPS分析を行う意義は少ない。実際，多くのPS分析を用いた論文を再検証した際，PS分析の結果と通常の線形回帰分析を行った結果がほとんど変わりなかった，という報告も見られる[5]。そうした報告を受けて，PS分析そのものに懐疑的な目が向けられることもある。しかし，考えうる交絡因子の測定データが充分に得られ，かつC統計量が適正な範囲にある場合には，PS分析は従来の回帰分析では調整しきれない**残余交絡（residual confounding）**を調整できる強力な手法である。その適用方法さえ誤らなければ，PS分析は観察データを用いた治療効果比較研究において中心的な役割を今後も果たし続けるであろう。

**発展学習　　時間依存性交絡**

　曝露（exposure）とアウトカム（outcome）の関連を推定する研究において，多くの場合，曝露は時間の影響を受けず不変である。しかし，曝露が時間とともに変化することがある。この場合，曝露とアウトカムの間の交絡因子も時間とともに変化する。これを時間依存性交絡（time-dependent confounding, time varying confounding）という。

　例えば，HIV感染に対する抗HIV薬の効果を評価するコホート研究において，曝露は抗HIV治療，アウトカムは生存年数とする。抗HIV薬はCD4細胞数が低値のときに適応となる。しかし，抗HIV薬を投与するとCD4陽性細胞数は多くの場合すぐに増加する。CD4陽性細胞数は観察中のほぼ全期間にわたって定期的に測定される。すなわちCD4細胞数は抗HIV薬の適応に強く影響し，なおかつ時間とともに変化する，時間依存性交絡因子である。

　通常の多変量回帰分析や傾向スコア分析では時間依存性交絡因子を調整できない。このような特殊なケースでは，G推定（G-estimation）や周辺構造モデル（marginal structural model）などの高度な統計手法が用いられる[6]。

## 3 操作変数法

### (1) 操作変数法とは

傾向スコア分析は，測定されない交絡因子を調整できない。計測されない交絡因子を調整できる最良の方法は，ランダム化比較試験である。その他に，観察データを用いて，測定されない交絡因子を調整できる可能性のある方法として，**操作変数法（instrumental variable method）**が挙げられる。

臨床研究において，傾向スコア分析は既に繁用されている。操作変数法は，もともと計量経済学の領域で用いられてきた手法であり，近年少しずつ臨床研究にも応用されつつある。

理論的には，操作変数法は，測定されない交絡因子が存在する場合でも擬似ランダム化が可能であり，傾向スコア分析を超える方法とも考えられている。

しかし，操作変数法にも限界があり，それを充分理解した上で適用することが重要であって，誤用は禁物である。

ランダム化比較試験では，「くじ引き」の原理を利用して，患者集団を背景要因に偏りのない2群以上のグループに割りあてる。共変量を $X_i$ $(X_1, X_2, \cdots, X_n)$，治療（treatment）の割りあてを $Z$，アウトカム（outcome）を $Y$ とした場合，$X_i, Y, Z$ と「くじ引き」の関係を図に示す。

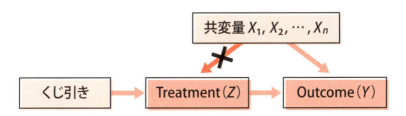

「くじ引き」は次のような条件を満たしている。

(i) $X_i \longleftrightarrow$「くじ引き」の関係はなし

(ii) 「くじ引き」→ $Z$ の強い関係あり
（$Z$ は「くじ引き」に 100％依存）

(iii) 「くじ引き」→ $Y$ の直接の関係はなし
（$Y$ は $Z$ を介してのみ「くじ引き」の影響を受ける）

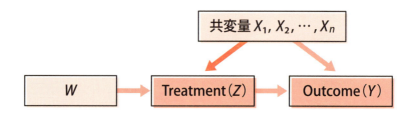

そこで，$X$，$Y$，$Z$ 以外に，次のような条件を満たす変数 $W$ を新たに見つけてくる。この $W$ を操作変数（instrumental variable, IV）という。

(i) $X_i \longleftrightarrow W$ の関係はなし

(ii) $W \to Z$ の関係はあり

(iii) $W \to Y$ の直接の関係はない（$W \to Z \to Y$ はあり）

$W$ はランダム化比較試験の「くじ引き」に似ているが，「くじ引き」のように $Z$ が $W$ に 100％依存することはない。逆にいえば，ランダム化比較試験の「くじ引き」は，完全無欠の操作変数といえる。「くじ引き」でない操作変数 $W$ は，$X_i \to Z$ の関係を完全に断つことはできない。そ

こで次項のような方法を用いて，$Z \to Y$ の単独の効果を推計する。

## （2）操作変数法による効果の推計

操作変数法による効果の推計には，**2段階最小2乗法（two-stage least square，TSLS）**などを用いる。

### （i）操作変数 $W$ と共変量 $X_i$ を用いて $Z$ を推計

個々の対象者が治療群に属する場合 $Z=1$，属さない場合 $Z=0$ である。個々の対象者が治療群に属する確率（$Z=1$ となる確率）を，操作変数 $W$ と共変量 $X_i$ を独立変数とする線形回帰モデルにより予測する。「$Z=1$ となる確率」は，操作変数 $W$ という患者の背景因子とは無関係な偶然の事象によっても予測される。

### （ii）アウトカム $Y$ の推計

（i）で計算された各患者の「$Z=1$ となる確率」を独立変数，アウトカム $Y$ を従属変数とする線形回帰分析を行う。$Z$ の代わりに，「$Z=1$ となる確率」を独立変数に投入する点がミソである。「$Z=1$ となる確率」は0から1の間の連続変数であり，それを回帰分析の独立変数に投入した場合の係数の値は，「$Z=1$ となる確率ゼロ」の患者を対照とした，「$Z=1$ となる確率1」の患者における効果の増分を示す。すなわちこの係数が，非治療群を対照とした，治療群の限界効果（marginal effect）を示す。

## （3）操作変数の例

先行研究から，これまで臨床研究に用いられた操作変数の例を挙げる。

---

（i）患者の居住地域（geographic location）[7]

（ii）異なる病院までの距離の差（differential distance）[8]-[11]

（iii）曜日（the day of the week）[12]

（iv）医師の処方の選好（physicians' prescribing preferences）[13][14]

（v）病院における使用割合（percentage of use at the hospital）[15]-[17]

---

**<例>** 敗血症 DIC を伴う重症肺炎患者に対するトロンボモジュリン投与と在院死亡率 [15]

我が国の全国入院データベースを用いて，936施設から6,342人の適格患者のデータを抽出し，トロンボモジュリン使用群（$n = 1,280$）と非投与群（$n = 5,062$）に分けた。傾向スコア・マッチングと操作変数法を用いて，トロンボモジュリン使用と28日死亡率との関連を調べた。1,140ペアの傾向スコア・マッチングでは，28日死亡率が使用群で37.6％，非使用群で37.0％（オッズ比，1.01；95％信頼区間0.93〜1.10）となり，群間で有意差を認めなかった。

操作変数法では，「施設ごとのトロンボモジュリン使用割合」を操作変数 $W$ とした。患者の背景因子 $X_i$，治療の割りあて変数 $Z$（$Z = 1$はトロンボモジュリン使用，$Z = 0$は非使用），アウトカム $Y$（28日死亡率）および $W$ の関係は，以下の操作変数に関する3つの条件を満たしていると考えられる。

（i） $X_i \longleftrightarrow W$ の関連はなし

　患者がトロンボモジュリン使用割合の高い施設に入院するか低い施設に入院するかは，偶然であって，個々の患者の背景因子とは無関係。

（ii） $W \rightarrow Z$ の関係はあり

　たまたまトロンボモジュリン使用割合が高い施設に入院した患者は，トロンボモジュリンを投与される確率は高くなる。

（iii） $W \rightarrow Y$ の直接の関係はない（$W \rightarrow Z \rightarrow Y$ はあり）

　トロンボモジュリン使用割合の高い施設に入院することは，実際にトロンボモジュリンを投与されるという経路以外には，直接アウトカムには影響しない。

　操作変数法の結果，トロンボモジュリン使用群と非使用群の間の28日死亡率に有意差を認めなかった。傾向スコア・マッチングと操作変数法ともに有意差を認めないという点で一致していた。

## (4) 操作変数の前提の検証方法

操作変数に関する3つの前提が本当に満たされているかどうかをどうやって確かめるか？

### (i) $X_i \longleftrightarrow W$ の関連はなし

この前提は検証可能である。実際に $X_i$ と $W$ の関連を見ればよい。

### (ii) $W \rightarrow Z$ の関係はあり

この関連が強いほど，$W$ による $Z$ の推計はより確実になる。$W$ と $Z$ の関連が弱いと，$W$ による $Z$ の推計は不確実となる（weak instrument）。

Weak instrument かどうかを判定するには，2段階最小2乗法の1段階目の回帰で操作変数の係数がすべてゼロという帰無仮説に対する F 値を求める。F ＞ 10であれば weak instrument ではなく，操作変数は充分に強いといえる[18]。

（ちなみに，Stata の ivreg2 コマンドでは First stage F-statistic を自動計算してくれる）

### (iii) $W \to Y$ の直接の関係はない（$W \to Z \to Y$ はあり）

これを統計学的に検証することはできない。「$W$ と $Y$ は直接無関係」と考えて論理的に矛盾のない $W$ を選んでくることしかできない。

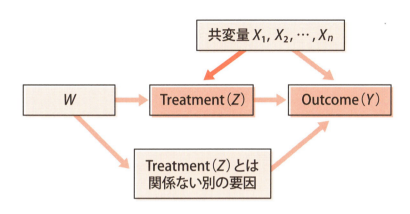

$Z$ とは関連のない別の要因があって，$W$ からこの要因を介して $Y$ に行く経路があることを操作変数-アウトカム間交絡（IV-outcome confounder）という。

この経路の存在が証明されると，「$W$ と $Y$ は直接無関係」という前提は否定される。

操作変数法は，測定されない交絡因子を調整できる数少ない方法の一つである。

しかし，3つの前提をすべてきれいに満たす操作変数はこれまでほとんど発見されていない。傾向スコア分析に比べて操作変数法の方が優れているともいえない。傾向スコア分析と操作変数法の両方を行って，結果が同じ方向であることを確認することにより，結果の頑健性（robustness）を示す，というような使用方法が最も賢明である。

# 4　ランダム化比較試験

## （1）ランダム化比較試験の意義

　ある治療の真の効果を測定するには，"他のすべての条件が同じ（ceteris paribus）"に設定した上で，その治療を行った集団と行わなかった集団を比較することが理想である。各群の違いをデザインの段階で制御する最良の方法がランダム化である。ランダム化比較試験（randomized controlled trial, RCT）は介入群と対照群を無作為に割りつけるものであり，交絡の影響を除外する上では最も優れた方法である。すなわちランダム化比較試験は，内的妥当性が最も高い研究デザインである。

## （2）ランダム化比較試験の問題点

### （i）5つのtoo

　表6-1にランダム化比較試験の限界に関わる5つのtooを示す[19]。
　介入研究は，対象者に身体的・精神的負担を与えることがある。また，観察研究に比べ，介入研究は1症例あたりの費用が高い。そのためにサンプルサイズを多くとれない。アウトカムはしばしば，真のアウトカムではなく，代替アウトカムが用いられる。ランダム化比較試験は多くても数千例程度である。治療効果を判定するのに必要充分なサンプルサイズでは，稀にしか起こらない合併症を検出することは通常不可能である。そのような合併症は，市販後に発見されることが多くなる。
　また，ランダム化比較試験ではさまざまな除外基準が設定される。これは，研究の内的妥当性を高めることにはつながるものの，逆に外的妥当性を損なう原因となる。

**表6-1. ランダム化比較試験：5つの too**

| Too few | 被験者数が少ない |
|---|---|
| Too simple | 併存症，併用療法がある患者は除外される |
| Too median-aged | 高齢者，小児，妊産婦は除外される |
| Too narrow | 薬物投与の方法が限定される |
| Too brief | 追跡期間が短い |

　ランダム化比較試験は二重盲検（double blind）が理想であるが，二重盲検が実務的にも倫理的にも困難なことがある。患者の同意も得られず，必要サンプル数を確保できない恐れもある。サンプルサイズが小さすぎて検出力が足りない結果になってしまうことは，研究の無駄であるばかりか，非倫理的である。

　最近は PROBE 法が増えている。PROBE は，prospective randomized open blinded endpoint の略である。すなわち，ランダム化は行っているが，割りつけ状況はオープンにされるため，どの治療を受けているのか患者も医師も知っている。アウトカムの評価は第三者が行う。ソフト・アウトカムの場合，PROBE 法では測定バイアスが起こりうる。すなわち医師は，善意・悪意にかかわらず，結果をよく見せようとして，アウトカムを恣意的に操作する恐れがある。そのため，結果の解釈には注意を要する。

### (ii) 内的妥当性に対する脅威

　いくつかの問題はランダム化後に発生し，ランダム化比較試験の内的妥当性に対する脅威となる。患者が試験のプロトコールに従う度合い（コンプライアンス，compliance）の相違によって，症例の脱落（attrition）が起こったり，対照群に割りあてられた患者が自ら希望して介入

群と同じ治療を受けてしまうコンタミネーション（contamination）が起こりうる。その場合，もともとの割りつけに従って解析する治療企図解析（intention-to-treat analysis, ITT）と，実際に治療を受けたかどうかで群分けをしなおして解析するper protocol解析の両方を実施し，双方の結果に矛盾がないかを確認する必要がある。

前立腺がんに対するPSA検診の死亡率減少効果を検証したアメリカのランダム化比較研究では，対照群に割りあてられた人々の多くが，割りあて後に，自分の意志でPSA検診を受けてしまうというコンタミネーションが発生した[20]。そのために，当該試験の結果の信頼性が大きく損なわれることになった。

### (iii) ランダム化比較試験の実施可能性

ランダム化がいつも可能とは限らない。むしろ不可能な場合の方が圧倒的に多い。研究者の関心のある要因が，研究者自身によって操作できない場合，ランダム化は不可能であり，観察研究によらねばならない。例えば，社会経済的地位（socioeconomic status）と健康の関係を明らかにしたい場合，社会経済的地位は研究者によって操作できない。

方法論上の限界や，倫理的な制約よりもむしろ，費用面の制約の方が，ランダム化比較試験の実現をより困難にしている。とにかくランダム化比較試験はお金がかかりすぎる。大規模な治験や医師主導臨床試験では，製薬メーカーが行う医薬品開発の種々の業務を受託する医薬品開発業務受託機関（contract research organization, CRO）や研究施設支援機関（site management organization, SMO）に支払う委託料も莫大である。医師主導臨床試験では，試験のための予算確保が最大の課題といってよい。

## （iv）ランダム化比較試験を計画する前に

　若手研究者の中にも，いつかはランダム化比較試験を行いたいと考えている方もいるだろう。治験や医師主導臨床試験のお作法（治験実施計画書の書き方，倫理審査，治験の実施，モニタリングや監査，データ・マネジメントなど）を解説している書籍は多数ある。そうした本を読んでも，ランダム化比較試験がすぐにできるようになるわけではない。

　ランダム化比較試験を計画する前に，本当にそのテーマについて，莫大なお金と時間をかけてランダム化比較試験をやるべきかどうか，（やるべきであったとしても）できるかどうか，についてよく検討する必要がある。

　**取り組むべき研究テーマは，まず観察研究で行うべきではないか？** 観察研究によって，発生率や有病割合を把握し，因果関係に関する推論が可能となる。新規のテーマについて，先に観察研究で治療効果の見当をつけておくことが重要である。観察データの蓄積なしに，いきなりランダム化比較試験を計画することは非現実的である。

　ランダム化比較試験をやるべきであるとしても，患者の同意が得られるかどうか，患者のコンプライアンスが担保できるかどうかも，よく検討すべきである。既に市販されている薬剤や，容易にアクセスできる治療であると，対照群から治療群へのコンタミネーションが避けられない。

　ランダム化比較試験の実施に賛同してもらえる仲間がいるかどうかも重要である。多施設に研究参加を呼びかけても，賛同を得られなければ，研究を始めることすらできない。

　研究費が充分に確保できるかどうかも，よく検討しなければならない。科学研究費補助金などの公的資金でランダム化比較試験を行うには，相当に大型の研究費を獲得しなければならない。

## Column 10 偽手術に効果あり?!

　脊椎圧迫骨折に対して，経皮的椎体形成術（percutaneous vertebroplasty, PVP）という，圧迫骨折した椎骨に骨セメントを注入して整復する手術が行われることがある。1989～2004年の30論文（いずれも観察研究）のメタアナリシス（$n=2,086$）では，PVPによる有意な除痛効果と安全性が示された。しかし，痛みは主観的である。患者は手術を受けたことによる安心感によって，痛みが改善する可能性がある。一種のプラシーボ（placebo）効果である。これを除外するために，偽手術（sham surgery）をコントロール群とする2つのランダム化比較試験が実施され，2009年にNew England Journal of Medicineに掲載された[21)22)]。

　オーストラリアからの報告[21)]では，偽手術群の患者に局所麻酔後に13G針を椎弓まで挿入し，鈍針で椎体を押して「針を挿入しているような刺激」を与える操作が加えられた。アメリカからの報告[22)]では，偽手術群の患者に対して，術者はあたかも手術を行っているような声出しや身振りを行い，患者の背中を押したりしたが，針は刺さなかった。両方とも，骨セメントを袋から出して，セメント臭を手術室に充満させた。

　両論文とも，PVP群と偽手術群の両群とも除痛効果がみられ，両群間に有意差はなかった。すなわち，PVPの治療効果はプラシーボ効果を超えるものではなかった。

　しかしながら，2つの報告には問題点も指摘されている。これらの研究に，強い痛みの患者が含まれていなかった可能性がある。強い痛みの患者は，偽手術群に割りあてられるのを恐れて，この臨床試験に参加していなかったのではないか。実際，アメリカの研究では，偽手術群中で強い痛みが残った患者が，その後PVPを希望して受けるコンタミネーション（contamination）が発生した（偽手術であることがばれていた）。また，どちらの研究も予定症例数の約半分で終了しており，統計学的な検出力が不足しているのではないか，といった批判も提起された。また，注入したセメント量が少なすぎたせいで，充分な椎体形成がなされなかったという批判もあった。その後，手術方法を改善した上で，偽手術をコントロール群とするさらに精緻なランダム化比較試験が実施され，PVPの除痛効果が示された[23)]。

　さて，このような「偽手術」そのものが非倫理的である，という意見もあろう。一方で，効果不明の手術を永遠に実施し続ける方が，よほど非倫理的である，という考えもありえよう。

　治療効果の証明は，一筋縄ではいかないことを示す一例である。

## 文献・資料

1) Ohuchi N, Suzuki A, Sobue T, et al. Sensitivity and specificity of mammography and adjunctive ultrasonography to screen for breast cancer in the Japan Strategic Anti-cancer Randomized Trial (J-START): a randomised controlled trial. 2015; 387: 341-348

2) Rosenbaum PR, Rubin DB. The central role of the propensity score in observational studies for causal effects. Biometrika 1983; 70: 41-55

3) Rosenbaum PR. Observational studies. 2nd edition, Springer-Verlag, 2002

4) Rosenbaum PR, Rubin DB. Reducing bias in observational studies using subclassification on the propensity score. J Am Stat Assoc 1984; 79: 516-524

5) Stürmer T, Joshi M, Glynn RJ, Avorn J, Rothman KJ, Schneeweiss S. A review of the application of propensity score methods yielded increasing use, advantages in specific settings, but not substantially different estimates compared with conventional multivariable methods. J Clin Epidemiol 2006; 59: 437-447

6) Daniel RM, Cousens SN, De Stavola BL, Kenward MG, Sterne JA. Methods for dealing with time-dependent confounding. Stat Med 2013; 32: 1584-1618

7) Wright JD, Ananth CV, Tsui J, et al. Comparative effectiveness of upfront treatment strategies in elderly women with ovarian cancer. Cancer 2014; 120: 1246-1254

8) Wang NE, Saynina O, Vogel LD, Newgard CD, Bhattacharya J, Phibbs CS. The effect of trauma center care on pediatric injury mortality in California, 1999 to 2011. J Trauma Acute Care Surg 2013; 75: 704-716

9) Beck CA, Penrod J, Gyorkos TW, Shapiro S, Pilote L. Does aggressive care following acute myocardial infarction reduce mortality? Analysis with instrumental variables to compare effectiveness in Canadian and United States patient populations. Health Serv Res 2003; 38 (6 pt 1): 1423-1440

10) McConnell KJ, Newgard CD, Mullins RJ, Arthur M, Hedges JR. Mortality benefit of transfer to level I versus level II trauma centers for head-injured patients. Health Serv Res 2005; 40: 435-457

11) Xian Y, Holloway RG, Chan PS, et al. Association Between Stroke Center Hospitalization for Acute Ischemic Stroke and Mortality. JAMA 2011; 305: 373-380

12) Hollingsworth JM, Norton EC, Kaufman SR, Smith RM, Wolf JS Jr, Hollenbeck BK. Medical expulsive therapy versus early endoscopic stone removal for acute renal colic: an instrumental variable analysis. J Urol 2013; 190: 882-887

13) Thomas KH, Martin RM, Davies NM, Metcalfe C, Windmeijer F, Gunnell D. Smoking cessation treatment and risk of depression, suicide, and self harm in the Clinical Practice Research Datalink: prospective cohort study. BMJ 2013; 347: f5704

14) Schneeweiss S, Seeger JD, Landon J, Walker AM. Aprotinin during coronary-artery bypass grafting and risk of death. N Engl J Med 2008; 358: 771-783

15) Tagami T, Matsui H, Horiguchi H, Fushimi K, Yasunaga H. Recombinant human soluble thrombomodulin and mortality in severe pneumonia patients with sepsis-associated disseminated intravascular coagulation: an observational nationwide study. J Thromb Haemost 2015; 13: 31-40

16) Sheffield KM, Riall TS, Han Y, Kuo YF, Townsend CM Jr, Goodwin JS. Association between cholecystectomy with vs without intraoperative cholangiography and risk of common duct injury. JAMA 2013 ; 310 : 812-820

17) Steingrub JS, Lagu T, Rothberg MB, Nathanson BH, Raghunathan K, Lindenauer PK. Treatment with neuromuscular blocking agents and the risk of in-hospital mortality among mechanically ventilated patients with severe sepsis. Crit Care Med 2014 ; 42 : 90-96

18) Staiger D, Stock J. Instrumental Variables Regression with Weak Instruments. Econometrica, 1997 ; 65 : 557-586

19) Rogers AS. Adverse drug events : identification and attribution. Drug Intelligence and Clinical Pharmacy 1987 ; 21 : 915-920

20) Andriole GL, Crawford ED, Grubb RL 3rd, et al. Mortality results from a randomized prostate-cancer screening trial. N Engl J Med 2009 ; 360 : 1310-1319

21) Buchbinder R, Osborne RH, Ebeling PR, et al. A randomized trial of vertebroplasty for painful osteoporotic vertebral fractures. N Engl J Med 2009 ; 361 : 557-568

22) Kallmes DF, Comstock BA, Heagerty PJ, et al. A randomized trial of vertebroplasty for osteoporotic spinal fractures. N Engl J Med 2009 ; 361 : 569-579

23) Clark W, Bird P, Gonski P, et al. Safety and efficacy of vertebroplasty for acute painful osteoporotic fractures (VAPOUR) : a multicentre, randomised, double-blind, placedo-controlled trial. Lancet 2016 ; 388 : 1408-1416

# 第7章 診断研究

### できる！ 臨床研究の鉄則

**鉄則42**： 感度，特異度，陽性・陰性的中率を説明できるようにする

**鉄則43**： ROC曲線を使いこなす

**鉄則44**： 診断の一致度の評価にカッパ係数を用いる

## 1 診断研究の意義

　診断・検査の有用性を評価するいわゆる診断研究は，臨床研究の重要な柱の一つである．対象となる診断の種類は問わない．血液検査でも画像診断でもよいし，問診・触診・聴診も対象となりうる．

　有用な診断・検査とは，正確度（accuracy），精度（precision），実施可能性（feasibility）が高いこと，そして臨床判断に役立つことが必要条件である．正確度は，感度（sensitivity），特異度（specificity），的中率（predictive value），尤度比（likelihood ratio）などによって評価される．精度はカッパ係数などの一致度などによって評価される．

　実施可能性は，診断・検査の侵襲（invasiveness）や費用（cost）にも関わってくる．侵襲が大きい検査は，患者の同意が得られにくいなど，いつも実施可能とは限らない．大がかりな設備や多くの人手が必要となる検査は費用が高く，どこの施設でも実施可能とは限らない．侵襲

が大きかったり，費用が高い検査であるにもかかわらず，より低侵襲・低コストの検査と比べて，追加的な情報が少ない場合は，有用な検査とはいえない。

　また，検査に基づく臨床判断が，患者のアウトカムの改善をもたらさないものであれば，その検査は有用とはいえない。かつて日本を含む多くの先進国で，乳児を対象に神経芽腫のマス・スクリーニングが実施されていた。しかし，スクリーニングで発見された神経芽腫は，自然に消失するなど，多くは治療の必要がないものであった。また，スクリーニングで異常なしと判定されたとしても，1歳以降に悪性度の高い神経芽腫が発見されることもあった。2002年に New England Journal of Medicine 誌に発表されたカナダとドイツからの論文2編によって，神経芽腫のマス・スクリーニングが死亡率に影響しないことが示された[1)2)]。日本では，2004年にこのスクリーニングは中止となった。

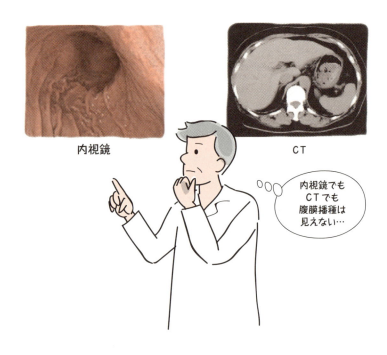

# 2 診断の正確度

## （1） 検査の侵襲と正確度

　百発百中の検査はない。簡便で費用の低い検査ほど，偽陽性も偽陰性も起こりやすい。血圧，腹囲測定，がん検診，などなど数え上げればきりがない。より真実にせまる正確度の高い検査ほど，より危険でより費用がかかる。膵腫瘍の診断は，超音波検査 → CT → 経消化管的超音波内視鏡下生検（EUS – FNA）と進むほど，侵襲は大きいが，正確度は高くなる。

　画像診断は日進月歩で進化を続けており，十年一昔前とは比較にならないぐらい正確度は向上している。しかしそれでも100％の診断が可能であるわけではない。例えば，進行胃がんの腹膜播種を画像診断で正確に診断することは容易でない。内視鏡検査で内側から胃を観察しても，胃の外側にある播種は見えない。CTや超音波でも腹膜播種はほとんど見えないことが多い。腹水の細胞診や，開腹による肉眼的観察ではじめて診断が可能となることもある。

## （2） 至適基準

　検査や診断法を評価する際，比較の基準となる最も理想的な方法を，**至適基準（gold standard）**という。進行胃がんの腹膜播種の診断における至適基準は，開腹（または腹腔鏡）による肉眼的所見である。死因の診断では剖検（autopsy）が至適基準である。がん診断の至適基準は，生検（biopsy）や手術で得られた組織標本の病理検査である。HIV感染症診断の至適基準は，抗HIV抗体検査である。虚血性心疾患の診断は，冠動脈造影（coronary angiography）が至適基準である。

至適基準となる検査がない疾患の場合，**定義上の至適基準（definitional gold standard）**を設定することがある。例えば，川崎病（Kawasaki disease）に至適基準となる検査はない。そこで，記述疫学データを蓄積し，症状や検査所見の組み合わせから「診断基準」が作られている。厚生労働省川崎病研究班が作成した「川崎病（小児急性熱性皮膚粘膜リンパ節症候群）診断の手引き」によれば，6つの主要症状のうち5つ以上の症状を伴うものを川崎病と診断する。4つの症状しか認められなくても，経過中に断層心エコー法もしくは冠動脈造影で，冠動脈瘤が確認され，他の疾患が除外されれば本症とする。

## （3）診断の正確度を評価する研究の手順

### （i）患者の登録

　診断の正確度を評価する研究では，評価対象である検査の適応となる患者を登録し，その検査と至適基準となる精密検査の両方を受けてもらう。しかし，精密検査は侵襲が高い場合，患者はいつも協力してくれるとは限らない。例えば，大腸がん診断の至適基準は，大腸内視鏡検査と生検による病理診断である。やむを得ずこれらの精密検査を受けなかった患者に対しては，その後もフォローアップを行い，大腸がんを発症せずに元気に暮らしていることを確認することにより，「大腸がんなし」として扱う，という方法をとることも許容される。

### （ii）盲検化

　検査を実施する者には，なるべく患者の臨床情報を伏せておいた方がよい。すなわち，**検査者の盲検化**が必要である。虫垂炎に対する超音波検査の正確度を調べる研究では，超音波検査の実施者には，患者の身体所見や血液検査の結果がわからないようにしておくべきである。それらがわかってしまうと超音波検査の診断に影響を及ぼしてしまい，超

音波検査の正確度を適正に評価することができなくなってしまうからである。病理診断の正確度を調べる診断研究においても，病理医は臨床所見の情報を見るべきではない。

　こうした盲検化は，日常臨床における診断のプロセスとは相容れないものである。虫垂炎の診断にあたって，医師は問診・触診から始めて，血液検査で白血球数やCRP値を確かめ，その上で画像診断を行い，すべての検査の総合評価によって診断を下すのが通常である。超音波検査を行う時点で，白血球数の値を既に知ってしまっていることが多い。実際に診断研究をデザインする際は，担当医以外の第三者（他の医師や臨床検査技師）に，問診や血液検査の結果を一切示さずに超音波検査をやってもらうようにしなければならない。（その場合でも，超音波のプローブを右下腹部に押しつけて反跳痛があれば，画像を見なくても虫垂炎を強く疑うかもしれない。）

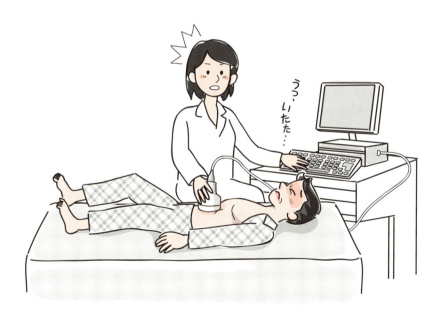

## （4）診断の正確度の指標

表7-1は，診断の正確度に関連する種々の指標を示す。

**感度**は，疾病ありの患者のうち，検査が陽性となる割合である。**特異度**は，疾病なしの患者のうち，検査が陰性となる割合である。

**陽性的中率**は，検査が陽性の患者のうち，疾患ありの割合である。**陰性的中率**は，検査が陰性の患者のうち，疾患なしの割合である。

**陽性尤度比**とは，「疾患あり」のときに「陽性」と判断する確率と，「疾患なし」のときに「陽性」と判断してしまう確率の比である。陽性尤度比は，感度／（1−特異度）に等しい。**陰性尤度比**は，「疾患あり」のときに陰性と判断してしまう確率と，「疾患なし」のときに陰性と判断する確率の比である。陰性尤度比は，（1−感度）／特異度に等しい。

**表7-1. 診断の正確度の指標**

|  |  | 疾病 あり | 疾病 なし | （合計） |
|---|---|---|---|---|
| 検査 | 陽性 | a | b | a＋b |
| 検査 | 陰性 | c | d | c＋d |
| 検査 | 合計 | a＋c | b＋d | a＋b＋c＋d |

感度（sensitivity）Sn ＝ a／(a+c)
特異度（specificity）Sp ＝ d／(b+d)
陽性的中率（positive predictive value, PPV）＝ a／(a+b)
陰性的中率（negative predictive value, NPV）＝ d／(c+d)
有病割合＝（a+c）／(a+b+c+d)
陽性尤度比（likelihood ratio for positive results）＝ {a／(a+c)}／{b／(b+d)}
陰性尤度比（likelihood ratio for negative results）＝ {c／(a+c)}／{d／(b+d)}

一般に，感度が高い方がスクリーニング（screening）には向いている。特異度が高い方が確定診断（confirmed diagnosis）には向いている。

検査結果は単に「陽性・陰性」の2値データではなく，順序変数や連続変数で表現される所見もある。それらはある**カットオフ値（cut-off value）**で区切れば「陽性・陰性」の2値データとなる。

**＜例＞** 虫垂炎のAlvarado score（10点満点）

- 心窩部から右下腹部への痛みの移動（migration）　　　1点
- 食思不振（anorexia）　　　1点
- 嘔気（nausea）　　　1点
- 右下腹部圧痛（tenderness in right lower quadrant）　　　2点
- 反跳痛（rebound tenderness）　　　1点
- 37.3℃以上の発熱　　　1点
- 白血球数10,000/$\mu l$以上　　　2点
- 白血球分画の左方偏位　　　1点

4点以下では虫垂炎は否定的。5点以上の場合，急性虫垂炎が疑われる。

開腹所見を至適基準とし，カットオフ値を7点とした場合，感度76.3%，特異度78.8%となる[3]。

## (5) 診断の正確度と有病割合の関係

感度と特異度は，検査法固有の特性を反映し，有病割合（prevalence）に影響されない。

陽性的中率（PPV）と陰性的中率（NPV）は有病割合に強く影響される。

### (i) 有病割合50％の病気に対する検査（感度90％,特異度90％）を10,000人に実施

|  |  | 疾病 あり | 疾病 なし | （合計） |
|---|---|---|---|---|
| 検査 | 陽性 | 4,500 | 500 | 5,000 |
| 検査 | 陰性 | 500 | 4,500 | 5,000 |
| 検査 | （合計） | 5,000 | 5,000 | 10,000 |

PPV＝4,500/5,000＝90％, NPV＝4,500/5,000＝90％

### (ii) 有病割合が0.2％の病気に対する検査（感度90％,特異度90％）を10,000人に実施

|  |  | 疾病 あり | 疾病 なし | （合計） |
|---|---|---|---|---|
| 検査 | 陽性 | 18 | 998 | 1,016 |
| 検査 | 陰性 | 2 | 8,982 | 8,984 |
| 検査 | （合計） | 20 | 9,980 | 10,000 |

PPV＝18/1,016＝1.77％, NPV＝8,982/8,984＝99.98％

（ⅲ）有病割合が0.2％の病気に対する検査（感度60％，特異度100％）を10,000人に実施

|  |  | 疾病 | | |
|---|---|---|---|---|
|  |  | あり | なし | （合計） |
| 検査 | 陽性 | 12 | 0 | 12 |
|  | 陰性 | 8 | 9,980 | 9,988 |
|  | （合計） | 20 | 9,980 | 10,000 |

PPV＝12/12＝100％，NPV＝9,980/9,988≒99.92％

（ⅳ）有病割合が0.2％の病気に対する検査（感度100％，特異度60％）を10,000人に実施

|  |  | 疾病 | | |
|---|---|---|---|---|
|  |  | あり | なし | （合計） |
| 検査 | 陽性 | 20 | 3,992 | 4,012 |
|  | 陰性 | 0 | 5,988 | 5,988 |
|  | （合計） | 20 | 9,980 | 10,000 |

PPV＝20/4,012＝0.50％，NPV＝5,988/5,988＝100％

## (6) ROC曲線

### (i) ROC曲線とは

連続変数の検査値に任意のカットオフ値を設定すると，その値での感度と特異度を算出できる。次に，カットオフ値を少しずつ変化させて，感度・特異度の変化をグラフ上にプロットしたものを **ROC曲線**（receiver operating characteristic curve）という。

縦軸に感度，横軸に1－特異度（＝偽陽性率）を取る。感度と特異度のトレードオフ関係を視覚的に表すことができる。ROC曲線の下の部分の面積を **area under curve（AUC）** といい，診断の正確度を表す指標となる[4]。

図7-1のように，疾患ありと疾患なしで検査値の分布が重ならない場合，カットオフ値をbに設定すれば，検査正常は「疾患なし」に，検査異常は「疾患あり」に完全に分離可能である。この場合，AUC＝1と

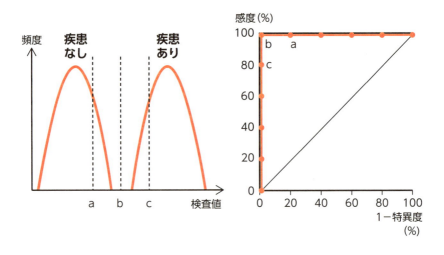

図7-1. 疾患ありと疾患なしで検査値の分布が重ならない場合

なる。これぞ百発百中の検査である（現実にはほとんどない）。

図7-2のように，疾患ありと疾患なしで検査値の分布が重なる場合，重なりが大きくなればなるほど，ROCは45度線に近づく。完全に重なるとROCは45度線に一致する（このときAUC = 0.5）。これはこの検査が全く役に立たないことを示す。

上記のように，AUCは0.5から1の間の連続変数であり，1に近づくほど正確度は高い。AUCによる検査の正確度の判定方法を表7-2に示す[5]。

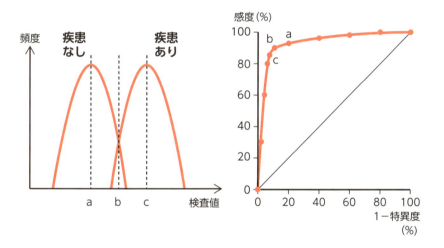

図7-2．疾患ありと疾患なしで検査値の分布が重なる場合

表7-2．AUCによる診断の正確度の判定

| 0.5〜0.7 | 正確度は低い |
|---|---|
| 0.7〜0.9 | 正確度は中等度 |
| >0.9 | 正確度は高い |

(ii) 最適なカットオフ値の設定

　ROC曲線を用いれば適切なカットオフ値が一意に決定できるわけではない。感度と特異度はトレードオフの関係にあるから，個々の検査の性格や位置づけから，臨床的な見地に基づきカットオフ値は設定される。

### ① ROC曲線を用いて機械的にカットオフ値を決定する方法

　Youden indexが最大となる点をカットオフ値とする（**図7-3**）。

$$\text{Youden index} = \text{Sn} - (1 - \text{Sp}) = 感度 + 特異度 - 1$$

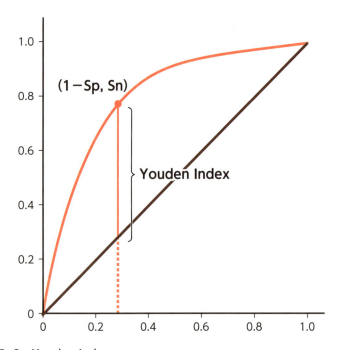

図7-3. Youden Index

② 疾患を見逃すことが重大な損失の場合

　カットオフ値を下げる。すなわち感度を上げて，特異度は犠牲にする。これにより，偽陰性を減らすことができる。逆に偽陽性は増加する。

**<例>　深部静脈血栓症（deep venous thrombosis, DVT）のスクリーニング**[6]

　DVTは肺塞栓症（pulmonary embolism）の原因となる。手術患者では，術前にDVTを診断して治療しておけば，術後肺塞栓を予防できる。至適基準は血管超音波検査であり，侵襲はさほど大きくないが，検査の手間・コストがかかる。そこでスクリーニング検査として，血液検査（D-ダイマー）が行われる。こちらは簡便で低コストである。全例に血管超音波検査をやるよりは，D-ダイマー検査が陽性の患者にのみ血管超音波検査をやる方が効率的である。DVTの見逃しを防ぐためには，D-ダイマーのカットオフ値を下げて（感度を上げて），偽陰性（false negative）を減らす方がよい。逆に偽陽性（false positive）は増えるが，血管超音波検査は低侵襲であるため，さほど害はない。

　下記の表において，D-ダイマーのカットオフ値を下げることにより，感度は34/35となり，偽陰性（false negative）は1例にとどまっている。特異度は高くなく，168例は偽陽性である。しかし，282例はD-ダイマー検査により真陰性であり，血管超音波検査を受けなくて済む結果，全例に血管超音波検査を実施する場合と比較して，コスト削減につながる。

|  | DVTあり | DVTなし | 計 |
|---|---|---|---|
| D-ダイマー陽性 | 34 | 168 | 202 |
| D-ダイマー陰性 | 1 | 282 | 283 |
| 計 | 35 | 450 | 485 |

第7章　診断研究

③ 偽陽性の結果が患者にとって身体的・心理的・経済的な負担となる場合

カットオフ値を上げる。すなわち，特異度を上げて，感度は犠牲にする。これにより偽陽性を減らす。逆に偽陰性は増える。

がん検診の場合，カットオフ値を下げて感度を上げすぎると，偽陽性が増えてしまい，多くの検診受診者が精密検査に回されることになる。場合によってはそれが身体的・心理的・経済的な負担となることもある。

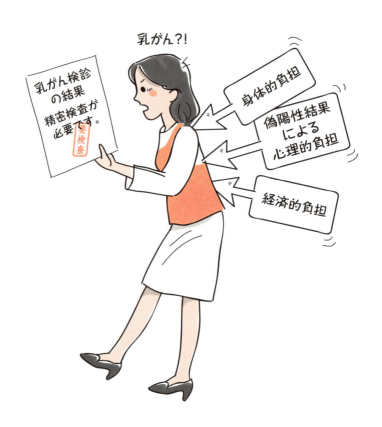

**発展学習**　**ネット再分類改善度**

　近年，AUCの代わりとして提唱されている概念がネット再分類改善度（net reclassification improvement, NRI）である。NRIは，ある検査を追加した場合の検査の正確度の改善度を示す指標である[7]。

　NRIを計算するには，まず患者群をアウトカムが起こった群と起こらなかった群に分ける。それぞれの群について，対象とする検査を受ける前の情報を用いて事前リスクを計算する。次に，それぞれの群について，検査を受けた後の事後リスクが，上がった割合と下がった割合を算出する。アウトカムが起こった群では，事前リスクと比べて事後リスクの方が上がることが正しい。アウトカムが起こらなかった群では，事前リスクと比べて事後リスクの方が下がることが正しい。NRIは以下の式で算出される。

$$\mathrm{NRI} = [P(\mathrm{up}|E=1) - P(\mathrm{down}|E=1)] - [P(\mathrm{up}|E=0) - P(\mathrm{down}|E=0)]$$

$P(\mathrm{up}|E=1)$　　：アウトカムが起こった群で事後リスクが（正しく）上がった割合

$P(\mathrm{down}|E=1)$：アウトカムが起こった群で事後リスクが（誤って）下がった割合

$P(\mathrm{up}|E=0)$　　：アウトカムが起こらなかった群で事後リスクが（誤って）上がった割合

$P(\mathrm{down}|E=0)$：アウトカムが起こらなかった群で事後リスクが（正しく）下がった割合

# 3 診断の一致度

## (1) 診断の一致度とは

　**診断の一致度（reproducibility）**とは，診断者が異なっても，あるいは同じ診断者が何回診断しても，同じ結果が得られる度合いを示す。画像検査であっても病理診断であっても，診断者によって診断結果が不一致となることはありうる。

　診断の一致度を調べる研究は，複数の検査者が同じ検査を実施して診断結果を比較する場合が多い。また，異なる検査間で診断の一致度を評価する場合もある。

## (2) カッパ係数

### (i) カッパ係数とは

　診断結果がカテゴリー変数（名義変数，順序変数）で表される場合，診断の一致度の評価に，**カッパ係数（kappa statistic）**がよく用いられる。

　診断結果がカテゴリー変数であるとは，例えば，悪性または良性，Grade 1 から Grade 5 の 5 段階などといった場合である。

　2人の検査者が同じ検査を用いて同じ対象患者らを検査する場合の，診断の一致度をカッパ係数を用いて評価してみよう。2人の検査者の診断結果を 2×2 の表に表す。

|  |  | 検査者 A | |
|---|---|---|---|
|  |  | 陽性 | 陰性 |
| 検査者 B | 陽性 | a | b |
|  | 陰性 | c | d |

　検査者 A と B の診断が一致しているのは $a$ と $d$ であり，不一致が $b$ と $c$ である。見かけ上の一致度は，

$$(a+b)/n \quad (ただし, n = a+b+c+d)$$

となる。

　しかし，仮に検査者 A，B がそれぞれでたらめに判定を下していたとしても，偶然に一致してしまうことが一定の確率で生じうる。この偶然の一致を除いた一致度を評価する指標が，カッパ係数である。

---

$Ro$ ＝見かけ上の一致度（observed degree of agreement）
　　＝ $(a+d)/n$ 　　（ただし，$n = a+b+c+d$）

$Rp$ ＝検査者 A，B が偶然に「陽性」で一致する確率
　　＝ $(a+c)/n \times (a+b)/n$

$Rn$ ＝検査者 A，B が偶然に「陰性」で一致する確率
　　＝ $(b+d)/n \times (c+d)/n$

$Rc$ ＝偶然による一致度（expected by chance）
　　＝ $Rp + Rn$

カッパ係数 ＝ $(Ro - Rc)/(1 - Rc)$

表7-3. カッパ係数による診断の一致度の評価

| $\kappa > 0.8$ | 優れている（excellent） |
| --- | --- |
| $0.6 < \kappa \leq 0.8$ | 良好（good） |
| $0.4 < \kappa \leq 0.6$ | 中等度（moderate） |
| $\kappa \leq 0.4$ | よくない（poor） |

カッパ係数は0〜1の値をとり，値が大きいほど一致度が高い。**表7-3**にカッパ係数（$\kappa$）の値の評価を示す。

**＜例＞** カッパ係数を計算してみよう。

|  |  | 検査者A ||
| --- | --- | --- | --- |
|  |  | 陽性 | 陰性 |
| 検査者B | 陽性 | 100 | 5 |
|  | 陰性 | 10 | 200 |

$Ro$ ＝見かけ上の一致度＝$(100+200)/315=0.95$

$Rp$ ＝検査者A，Bが偶然に「陽性」で一致する確率
　　＝$(110/315) \times (105/315) = 0.12$

$Rn$ ＝検査者A，Bが偶然に「陰性」で一致する確率
　　＝$(205/315) \times (210/315) = 0.43$

$Rc$ ＝偶然による一致度＝$Rp+Rn=0.12+0.43=0.55$

カッパ係数＝$(Rp-Rc)/(1-Rc)$
　　　　　＝$(0.95-0.55)/(1-0.55)$
　　　　　≒$0.89$

## (ii) 重みづけカッパ係数

陽性または陰性，あるいは良性または悪性などの2段階分類であれば，検査者間の一致度を前項のように評価できる。しかし，多段階の分類である場合，完全に一致しなかったケースをすべて不一致という扱いにすると，一致度がかなり低い値となってしまう。

|  |  | 検査者A | | |
|---|---|---|---|---|
|  |  | Grade 1 | Grade 2 | Grade 3 |
| 検査者B | Grade 1 | a | b | c |
|  | Grade 2 | d | e | f |
|  | Grade 3 | g | h | i |

上の表で，検査者AとBの結果が完全に一致しているのは $a, e, i$ のみである。それ以外はすべて不一致として同等に扱うのは不自然である。なぜなら，例えば $b$ と $c$ を比べた場合，$c$ は完全に不一致だが，$b$ は不一致とはいえ，$c$ に比べて「惜しい」結果である。そこで，$a, e, i$ は完全に一致，$c, g$ は完全に不一致，$b, d, f, h$ は「惜しい」と判断し，重みづけカッパ係数（weighted kappa statistic）を計算する。重みづけスコアは下記のように算出する。

> $m$ 段階分類における行列 $(i, j)$ の重みづけスコア
> $= 1 - (i - j)^2 / (m - 1)^2$

● 3段階分類の場合の重みづけスコア

|  |  | 検査者A | | |
|---|---|---|---|---|
|  |  | Grade 1 | Grade 2 | Grade 3 |
| 検査者B | Grade 1 | 1 | 3/4 | 0 |
| | Grade 2 | 3/4 | 1 | 3/4 |
| | Grade 3 | 0 | 3/4 | 1 |

<例> 3段階分類における重みづけカッパ係数の計算

|  |  | 診断者A | | | |
|---|---|---|---|---|---|
|  |  | Grade 1 | Grade 2 | Grade 3 | 計 |
| 診断者B | Grade 1 | 40 | 20 | 10 | 70 |
| | Grade 2 | 15 | 34 | 15 | 64 |
| | Grade 3 | 5 | 15 | 46 | 66 |
| | 計 | 60 | 69 | 71 | 200 |

各セルの数値に重みづけ係数を掛け合わせたものの合計値を，全症例数で割れば，$Ro$が求められる。

$$Ro = (40 \times 1 + 20 \times 3/4 + 10 \times 0 + 15 \times 3/4 + 34 \times 1 + 15 \times 3/4 + 5 \times 0 + 15 \times 3/4 + 46 \times 1)/200 \fallingdotseq 0.844$$

$$Rc = \{70 \times 60 + 64 \times 69 + 66 \times 71 + (70 \times 69 + 64 \times 71 + 64 \times 60 + 66 \times 69) \times 3/4\} / (200 \times 200) \fallingdotseq 0.666$$

$$重みづけカッパ係数 = (Ro - Rc)/(1 - Rc) \fallingdotseq 0.53$$

● 4段階分類の場合の重みづけスコア

|  |  | 診断者A | | | |
| --- | --- | --- | --- | --- | --- |
|  |  | Grade 1 | Grade 2 | Grade 3 | Grade 4 |
| 診断者B | Grade 1 | 1 | 8/9 | 5/9 | 0 |
|  | Grade 2 | 8/9 | 1 | 8/9 | 5/9 |
|  | Grade 3 | 5/9 | 8/9 | 1 | 8/9 |
|  | Grade 4 | 0 | 5/9 | 8/9 | 1 |

## 文献・資料

1) Woods WG, Gao RN, Shuster JJ, et al. Screening of Infants and Mortality Due to Neuroblastoma. N Engl J Med 2002;346:1041-1046
2) Schilling FH, Spix C, Berthold F, et al. Neuroblastoma Screening at One Year of Age. N Engl J Med 2002;346:1047-1053
3) Alvarado A. A practical score for the early diagnosis of acute appendicitis. Ann Emerg Med 1986;15:557-564
4) Hanley JA, McNeil BJ. A method of comparing the areas under receiver operating characteristic curves derived from the same cases. Radiology 1983;148:839-843
5) Swets JA. Measuring the accuracy of diagnostic systems. Science 1988;240:1285-1293
6) Bates SM, Kearon C, Crowther M, et al. A Diagnostic Strategy Involving a Quantitative Latex D-Dimer Assay Reliably Excludes Deep Venous Thrombosis. Ann Intern Med 2003;138:787-794
7) Pencina1 MJ, et al. Evaluating the added predictive ability of a new marker: From area under the ROC curve to reclassification and beyond. Statist Med 2008;27:157-172

Column 11

## 冲中教授の「誤診率」

　東京大学医学部の冲中重雄教授は，1963年3月，「内科臨床と剖検による批判」と題する退官記念講演で，冲中内科17年間における剖検750例の検討結果を発表した。剖検結果を至適基準（gold standard）として，内科診断の結果との不一致が約14％（750例中107例）あり，これを冲中教授は「誤診率」と称した。

　この講演は大きな反響を呼び，新聞にも取り上げられたそうである。この「誤診率」14％の数字に対し，一般の人々と医師たちとの間で，感じ方が異なっていたという。一般の方々はその確率が「高い」と驚いた。大学教授がこれだけ「誤診」しているのならば，他の医師たちの「誤診」はもっと多いのではないか，という疑念を抱いたかもしれない。

　一方，医師たちはむしろ「低い」と感じたそうである。1963年当時，内科診断の多くは，問診・視触診・聴打診に依拠していた。単純X線写真はあったが，CTは存在しなかった（CTが日本で臨床に導入されたのが1975年である）。「誤診率」というよりは，「診断の限界」であろう。にもかかわらず，剖検との不一致が約14％とは，驚異的な低さであったのかもしれない。

　さて，現代に至っても，医療は複雑かつ不確実であり，無謬はありえない。ハイテク画像診断機器に取り囲まれた現代の医師たちは，果たして「誤診率」14％を下回ることができるだろうか？

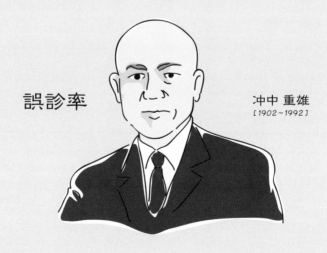

誤診率　　　　　　　　　　　　　冲中 重雄
　　　　　　　　　　　　　　　　［1902〜1992］

# 第8章 臨床予測モデル

### できる！臨床研究の鉄則

**鉄則45**： 臨床予測のための
スコアリングシステムの概念を理解する

**鉄則46**： 臨床予測のための
ノモグラムの概念を理解する

## 1 リスク因子と予後因子

　疫学の教科書では，**リスク因子（risk factor）** は健常者が疾病に罹患する要因，**予後因子（prognostic factor）** は患者の望まれない転帰と関連する要因と定義されている[1]。

<例> 虚血性心疾患のリスク因子：年齢，男性，喫煙，高血圧，脂質異常，糖尿病，家族歴，など
急性心筋梗塞発症後の予後因子：年齢，心室性不整脈，うっ血性心不全，機械的合併症（心室中隔穿孔・僧帽弁乳頭筋断裂・左室自由壁破裂），など

　ただし，上記は厳密な定義であって，実際には両者は混同して用いられていることが多い。論文における表記でも，厳密には予後因子であるのに，リスク因子と記載されていることがある。

# 2 アウトカム指標

## (1) アウトカム指標の視点による分類

アウトカム (outcome) とは，曝露 (exposure) や介入 (intervention) の結果・成果である。

アウトカム指標はさまざまな主体の視点によって以下のように分類できる。

### (i) 医療者の視点に立ったアウトカム指標

<例> 5年生存率，心血管イベントの減少，腫瘍縮小，血清コレステロール値の改善，関節可動域，など

### (ii) 患者の視点に立ったアウトカム指標 (patient-centered outcomes, PCO)

<例> 健康関連 QOL (health-related QOL)，など

### (iii) 社会の視点に立ったアウトカム指標

<例> 医療費 (health care costs)，費用対効果 (cost-effectiveness)，など

## (2) 予後に関連するアウトカム指標

アウトカムのうち予後に関連する指標には，以下のようにさまざまな分類がある。

(i) 望まれない転帰
- 死亡（death）
- 疾患（disease）
- 不快（discomfort）
- 障害（disability）
- 不満足（dissatisfaction）

　上記を5Dsという。障害はADL（activity of daily living）に関連する指標、不満足はQOL（quality of life、生命／生活の質）に関する指標である。これらに「窮乏（destitution）」を加えて6Dsということもある。

(ii) 生死に関わる指標
- 全死因死亡（all-cause mortality）：すべての死因による総死亡
- 疾患特異的死亡（disease-specific mortality）：特定の疾患（がんなど）による死亡
- 在院死亡（in-hospital mortality）：入院中の死亡
- X日死亡（X-day mortality）：ある治療を行ってからX日以内の死亡。30日死亡（30-day mortality），など
- X年生存（X-year survival）：ある治療を行ってからX年後に生存しているかどうか

(iii) 治療経過（consequence）に関わる指標
- 反応率（response）：介入・曝露後に改善を認めた患者の割合
- 寛解率（remission）：疾患・病態がもはや認められないフェーズ（phase）に至った患者の割合
- 再発率（recurrence）：疾患・病態がない期間の後に再び同じ疾患・病態を認めた患者の割合

## （3）アウトカム指標の形式による分類

### （ⅰ）ハード・アウトカムとソフト・アウトカム

　　死亡や罹患など，定義・診断が厳密で客観的なアウトカムをハード・アウトカム（hard outcome）という。症状やQOLなど主観的なアウトカム，入院・手術・在院日数など医療機関が恣意的に操作できる余地のあるアウトカムなどを，ソフト・アウトカム（soft outcome）という。

### （ⅱ）一次アウトカムと二次アウトカム

　　臨床研究では，最も注目しているアウトカムを一次アウトカム（primary outcome），その他を二次アウトカム（secondary outcome）という。

### （ⅲ）真のアウトカムと代替アウトカム

　　死亡や罹患などの，患者にとって臨床的に重要なアウトカムを真のアウトカム（true outcome）ということがある。それとの対比で，真のアウトカムに至るまでの中間的なアウトカムであって，真のアウトカムと代替的であるものを代替アウトカム（surrogate outcome）という。

<例>　スタチン系薬剤の効果比較研究のアウトカム

- 真のアウトカム：心筋梗塞，死亡
- 代替アウトカム：血中LDL値，内膜中膜肥厚（intima media thickness）など

### (iv) 複合アウトカム

　　複数のアウトカムをまとめて一つのアウトカムとしたものを複合アウトカム（composite outcome）という。死亡や重篤な合併症，再発など，ハード・アウトカムだけの複合アウトカムは合理性があり，使用してもかまわない。しかし，死亡・合併症などのハード・アウトカムに入院や手術などのソフト・アウトカムも併せた複合アウトカムを用いることには批判がある。

　　主要心血管イベント（major adverse cardiovascular events, MACE）は，心血管系薬剤の治験などでよく使われる複合アウトカム（composite outcome）である。死亡，心筋梗塞，心不全，脳卒中，冠動脈バイパス術（coronary artery bypass grafting, CABG）や経皮的冠動脈インターベンション（percutaneous coronary intervention, PCI）といった「標的血管の血行再建術（target vessel revascularization）」，入院などのすべてまたは一部を複合したエンドポイントである。

　　死亡や心筋梗塞など頻度の少ないアウトカムは，群間で有意差が出にくい。そこで頻度の多いソフト・アウトカムを組み合わせて評価すれば，有意差は出やすく，サンプルサイズが少なくて済む。しかし臨床的に重要でない指標を組み合わせることは，治療効果の過大評価につながる。しかも，治療者によって恣意的に操作される恐れのあるソフト・アウトカムを組み合わせることは，結果の信頼を大きく損ねることになりかねない[2]。

## 3　臨床予測モデル

### （1）臨床予測モデルとは

　コホート研究は，疾患発生のリスク因子を同定し，リスクとアウトカムの関連の強さを明らかにできる。コホート研究はまた，死亡などの予後に関連する因子を同定し，予後因子とアウトカムとの関連の強さを明らかにすることもできる。地域住民ベースのコホート研究（population-based cohort study）であるフラミンガム研究は，虚血性心疾患のリスク因子として，喫煙，高血圧，脂質異常，糖尿病，家族歴などを明らかにした[3]。これらの結果は，虚血性心疾患の予防という公衆衛生対策につながっている。公衆衛生対策では，集団におけるリスク因子の有病割合や，リスク因子の除去・抑制による社会全体の疾病予防の効果に関心がある。臨床の現場でも，コホート研究から得られたリスク因子に関する知見が，患者の治療やケアに活かされている。禁煙指導や血圧管理などもそれに含まれる。

　しかし臨床では，そこからさらに踏み込んで，個々の患者が持つリスク因子・予後因子の情報を用いて，一人ひとりのアウトカムを予測するための数理モデルを作成し，モデルから計算されるアウトカムの予測結果を個別化医療（personalized medicine, tailor-made medicine）に利用することが試みられている。こうした数理モデルを，**臨床予測モデル**（clinical prediction model），または**臨床予測ルール**（clinical prediction rules）と呼ぶ。臨床予測モデルは，集団ではなく，患者個人の予後を予測することにより，日常臨床における医師や患者の意思決定（decision making）を支援する[4]。

　予測に用いる変数は，日常臨床において容易に測定できる項目（身体所見，病歴，血液検査，画像診断結果など）でなければならない。各項

目単独では患者個人の予後を予測することは困難であっても，複数項目を多変量解析モデルに投入し，個々の患者の予後を確率的に予測することは可能である。

## （2）スコアリング・システム

**スコアリング・システム**は，最も一般的な臨床予測モデルである。アウトカムを予測するロジスティック回帰やCox回帰などの多変量回帰分析の結果をもとに，主要なリスク因子・予後因子をスコア化し，それらの合計スコアからアウトカムを予測する。既に多くのスコアリング・システムが開発され，一般に利用されている。

例えば，フラミンガム・リスクスコアは，男女別に5つの変数を用いて，10年間で虚血性心疾患に罹患するリスクを計算可能である[5]。高リスク群に属すると判定された患者にはさまざまな治療介入プログラムが提供される。

ロジスティック回帰分析では，アウトカムが発生する予測確率$p$と，各リスク因子・予後因子（$X_1, X_2, \cdots, X_k$）との関連が，以下のように比較的単純な数理モデルで表される。

$$\mathrm{Log} \frac{p}{1-p} = \beta_0 + \beta_1 X_1 + \beta_2 X_2 + \cdots + \beta_k X_k$$

上式の左辺をロジット（logit）という。右辺は$X_1, X_2, \cdots, X_k$の線形結合となっている。$\beta_0, \beta_1, \beta_2, \cdots \beta_k$は定数である。右辺を$y$とおくと，アウトカムの予測確率$p$は以下の式で表される。

$$p = \frac{e^y}{1+e^y}$$

### <例> APACHE(acute physiology and chronic health evaluation)

　APACHE score は1981年に開発された ICU 入室患者の予後を予測するスコアリング・システムである[6]。ICU 入室後24時間以内の患者の状態によって，個々の患者の在院死亡率を予測できる。APACHE II ではまず，ICU 入室後24時間以内に得られた呼吸・循環・血液検査などの12項目（体温，平均血圧，心拍数，呼吸数，動脈血酸素化，pH，血清ナトリウム，血清カリウム，血清クレアチニン，ヘマトクリット値，白血球数，意識レベル）の生理学的パラメーター（acute physiology score, APS）について，それぞれの最悪値を選択し，合計を算出する。これに年齢による修正と，慢性疾患評価（chronic physiology score, CHE）による加算によって，APACHE II スコアが算出される。

　個々の患者の APACHE II スコア，緊急手術の有無，疾患別係数のデータをもとに，以下の式から入院予測死亡率 $p$ を算出できる。

$$y = -3.517 + 0.146 \times \text{APACHE II スコア} + 0.603 \times (\text{緊急手術加算}) + \text{疾患別係数}$$

$$p = \frac{e^y}{1+e^y}$$

## (3) スコアリング・システムの作成手順

以下に，ロジスティック回帰分析を用いたスコアリング・システムの作成手順を示す。

### (i) ロジスティック回帰分析

潜在的なリスク因子・予後因子と2値アウトカム（疾病罹患の有無，死亡の有無，など）を測定し，前者を独立変数，後者を従属変数とする多変量ロジスティック回帰分析を行う。（独立変数の選択方法は，第5章の4．多変量回帰分析を参照）

### (ii) 回帰係数のスコア化

ロジスティック回帰分析により，各独立変数の回帰係数（$\beta$）とその95％信頼区間およびP値が出力される。臨床の現場で利用しやすいように，回帰係数を整数値に変換したスコアを作成してもよい。

### (iii) 予測モデルの正確度の検証

モデルがどの程度アウトカムを正確に予測できるか，すなわち，アウトカムが発生した患者とそうでない患者をどの程度弁別できるかを検証する。

#### ① キャリブレーション

各患者について，モデルによる予測値と，実測値（実際にアウトカムが発生したか否か）との間のずれを確認することを，キャリブレーション（calibration，較正）という。対象者を予測値に基づいて10分割し，各カテゴリーにおける実測値の分布（実際にアウトカムが発生した割合）をグラフ化する。実測値のモデルへの適合度を検定するには，ホスマー・レメショウ（Hosmer-Lemeshow）適合度検定を行う。

② ROC 曲線

　ROC 曲線によって，予測モデルの弁別能（discrimination）を確認する。スコアのカットオフ値を連続的に変化させ，実測値に対する予測の感度・特異度を計算し，横軸に1－特異度，縦軸に感度を取るROC曲線を描く。曲線下面積（area under curve, AUC）は，予測の正確度を表す指標となる。このAUCをc統計量（c-statistics）と呼ぶこともある。AUCは0.5から1の範囲内にある。AUCが1に近いほど正確度は高く，0.5に近いほど正確度は低い。一般に，AUC＞0.9であれば正確度は高く，0.7～0.9であれば正確度は中等度，＜0.7では正確度が低く予測モデルとしての実用性は低いと判断される（第7章参照）。

（iv）予測モデルの妥当性の検証

　モデルの妥当性の検証（validation）も重要である。妥当性には，内的妥当性（internal validity）と外的妥当性（external validity）がある（第4章参照）。

　外的妥当性の検証（internal validation）には，作成された予測モデルを外部のデータセットに適用し，キャリブレーションや正確度・弁別能の検証を行う。多施設共同研究で行う場合，ある施設群でのサンプルを用いて予測モデルを作成し，それを他の施設に適用する。例えば，日本の施設からのデータセットで作成された予測モデルを，海外の施設のデータセットに適用し，外的妥当性を検証する[7]。

　しかし，外的妥当性の検証には外部データセットを用意しなければならないため，非現実的であることが多い。その場合，少なくとも以下のような内的妥当性の検証を行う必要がある。

① サンプル分割法（split sample method）

　サンプルをderivation set（訓練セット）とtest set（検証セット）に無作為に分割し，derivation setを用いて予測モデルを作成した後，test setにあてはめて内的妥当性を検証する。通常，derivation setの方がサンプル数はtest setのそれよりも大きくする。derivation setは元のサンプルの3分の2，test setは3分の1程度とすることもある[8]。

② ブートストラップ再標本化（bootstrap resampling）

$n$個のサンプルから無作為に$k$個の小サンプルを繰り返し抽出する。一度抽出された$k$個の個体をもとの$n$個のサンプルに戻して，再び別の$k$個の小サンプルを抽出することを繰り返す（これを復元抽出という）。それぞれの小サンプルで予測モデルを作成し，モデルの妥当性を検証する。

③ ジャックナイフ（jackknife）

$n$個のサンプルから無作為に1個だけ抜き出し，残る$n-1$個のサンプルで予測モデルを作成し，抜き出した1個について妥当性検証を行う。それを繰り返し，モデルの妥当性を検証する指標の結果を平均する。

なお臨床研究では，①が最も多く，②も行われているが，③はあまりない。

## (4) ノモグラム

臨床予測モデルには，スコアリング・システム以外にも，種々の方法が開発されている。統計学的な工夫としては，一般化加法モデル（generalized additive model, GAM）[9]，Lasso回帰／Ridge回帰[10]などやや複雑な方法が用いられることもある。スコアリング・システムよりも視覚的にとらえやすく，臨床現場で使いやすいツールとして，ノモグラム（nomogram）[6]や決定木モデル（decision tree model）[11]が挙げられる。

ここでは，臨床で近年広く利用されるようになってきたノモグラムについて説明する。

### (i) ノモグラムとは

ノモグラムは，スコアリング・システムと同じく，ロジスティック回帰や生存分析によって各個人のアウトカム発生率を予測する。キャリブレーションやc統計量によってモデルの正確度・弁別能を検証する点も同じである。モデルの内的妥当性の検証はブートストラップ再標本化で行われることが多い。外的妥当性の検証も行われることがある[6]。

ノモグラムが一般的なスコアリング・システムと異なる点は，スケール化したグラフによって，スコアを簡単に求められる点である。その簡便さから，日常臨床にもよく用いられるツールとなっている。

### (ii) ノモグラムの実例

国立がんセンターの小倉浩一先生が開発した，骨肉腫における予後予測ノモグラムについて紹介しよう[6]。

骨肉腫においてはAJCC病期分類が予後を反映するが，初診時に遠隔転移のない症例（病期IIA/IIB）では，術前化学療法に対する反応などにより同一病期内であっても予後には大きな差異がみられる。そのた

め AJCC 病期分類のみで正確に予後を予測することは困難である．そこで，多施設共同で後方視的に症例を集積し，骨肉腫における全生存率（overall survival, OS），無転移生存率（metastasis-free survival, MFS）を予測するノモグラムが開発された．

1990〜2010年に骨肉腫と診断され，補助化学療法および手術を受けた557例について，診断時年齢，性別，腫瘍径，腫瘍部位，病的骨折の有無，術前化学療法の組織学的効果（壊死率）を調査し，Cox回帰モデルを用いてノモグラムを作成した．

図8-1において，各変数の各カテゴリーに対するポイントは，一番

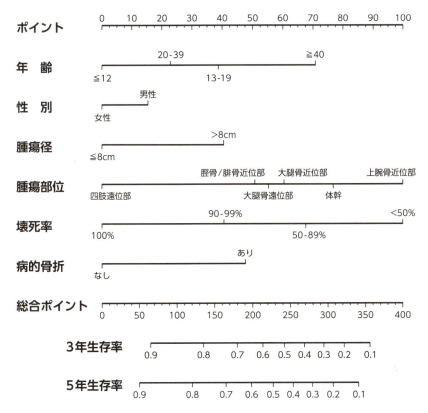

図8-1．骨肉腫の全生存率を予測するノモグラム

上のポイント・スケールを参照する。例えば,30歳(ポイント23),男性(ポイント15),腫瘍径6cm(ポイント0),腫瘍部位は脛骨近位部(ポイント50),壊死率60%(ポイント65),病的骨折あり(ポイント47)の症例の場合,総合ポイントは200となる。3年生存率・5年生存率は下段のスケールを参照し,それぞれ約65%・60%と読み取れる。

### (iii) 臨床現場でのノモグラムの活用

ノモグラムを使用することで,個々の症例の予後を確率的に予測することが可能となり,治療方針の決定や経過観察の一助となる。

特に欧米では,前立腺がん,乳がんをはじめとするがん診療の分野において,ノモグラムが広く活用されている。携帯用端末でノモグラム用ソフトウェアを使用し,患者の前でがん治療に関わるさまざまな予測値を示して,患者と医療者間での治療方針の検討の一助とするなどの臨床応用が広がっている。

例えば,Cleveland Clinic の Michael Kattan が開発した,前立腺がんの治療前の病期を予測するノモグラムでは,Gleason score・血清 PSA 値・臨床病期の3項目を用いて,前立腺がんの進行度(被膜外浸潤,精嚢浸潤,リンパ節転移)を予測できる。その他にも多くの前立腺がん治療に関する予測モデルが開発されている[12]。多くの泌尿器科医が前立腺がん患者への治療の説明と同意(informed consent)にこれらのツールを用いている。

## Column 12 臨床研究を学ぶ機会

　臨床医にとって，臨床研究の方法論を学ぶ機会はあまり多くない。臨床研究を行いたいと考え，臨床疫学や統計手法を学びたいと思っても，独学には限界がある。

　若手の臨床家や研究者に，臨床研究を学ぶ機会や場を提供することを目的として，2016年12月に**日本臨床疫学会**が発足した（http://www.clinicalepi.org/）。

　日本臨床疫学会のミッションは，「クリニカル・マインドとリサーチ・マインドを持つ医療者による質の高い研究を，ビッグデータを活用した研究などの振興と研究人材育成を通じて推進し，現在の医療が直面する諸課題の解決に貢献する」ことである。

　日本臨床疫学会は，医療現場のreal worldで生まれる疑問や問題意識から発するクリニカル・クエスチョンに応える研究の振興を進める。年次学術集会などを通じて，臨床研究者が切磋琢磨する場や研究成果を顕彰する場も提供する。「臨床疫学専門家」制度の実施，専門家認定講習などを通して，研究人材の育成と認証を行う。各臨床学会との共催で教育ワークショップを開催する。また，各臨床専門学会と連携し，学会レベルで大型共同研究の計画を行うことを目指す。

## 文献・資料

1) Fletcher R, Fletcher SW. Clinical Epidemiology. The Essentials. 5th edition, 2012
2) Ferreira-González I, Busse JW, Heels-Ansdell D, et al. Problems with use of composite end points in cardiovascular trials: systematic review of randomised controlled trials. BMJ 2007; 334: 786
3) Mahmood SS, Levy D, Vasan RS, Wang TJ. The Framingham Heart Study and the epidemiology of cardiovascular disease: a historical perspective. Lancet 2014; 383: 999-1008
4) Steyerberg EW. Clinical Prediction Models: A Practical Approach to Development, Validation, and Updating. Springer, 2009
5) Eichler K, Puhan MA, Steurer J, Bachmann LM. Prediction of first coronary events with the Framingham score: a systematic review. Am Heart J 2007; 153: 722-731
6) Knaus WA, Zimmerman JE, Wagner DP, Draper EA, Lawrence DE. APACHE-acute physiology and chronic health evaluation: a physiologically based classification system. Crit Care Med 1981; 9: 591-597
7) Ogura K, Fujiwara T, Yasunaga H, et al. Development and external validation of nomograms predicting distant metastases and overall survival after neoadjuvant chemotherapy and surgery for patients with nonmetastatic osteosarcoma: A multi-institutional study. Cancer 2015; 121: 3844-3852
8) Burrough AK, Sabin CA, Rolles K, et al. 3-month and 12-month mortality after first liver transplant in adults in Europe: predictive models for outcome. Lancet 2006; 367: 225-232
9) Barrio I, Arostegui I, Quintana JM. Use of generalised additive models to categorise continuous variables in clinical prediction. BMC Med Res Methodol 2013; 13: 83
10) Pavlou M, Ambler G, Seaman SR, et al. How to develop a more accurate risk prediction model when there are few events. BMJ 2015; 351: h3868
11) Bae JM. The clinical decision analysis using decision tree. Epidemiol Health 2014; 36: e2014025
12) Shariat SF, Karakiewicz PI, Roehrborn CG, Kattan MW. An updated catalog of prostate cancer predictive tools. Cancer 2008; 113: 3075-3099

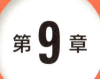

# QOL評価

**できる！臨床研究の鉄則**

**鉄則47**：EQ-5DなどとD番のQOL尺度を活用する

**鉄則48**：真に必要なときにのみQOL評価を取り入れる

## 1 QOL評価の意義

QOL（quality of life，生活／生命の質）とは，個々の人間が，どれほど人間らしく，自分らしく，満足のいく生活を送り，幸福な人生を過ごすことができるか，という概念である．広義のQOLは，心身の健康だけでなく，社会経済的な生活の質，すなわち，人生のやりがい，良好な家族関係や対人関係，経済的な安定，余暇の充実，快適な生活環境，教育を受ける機会，安全・安心な社会，などさまざまな視点を包含する[1)2)]．

近年，医療の領域でもQOLが注目されている．主として健康関連QOL（health-related QOL）への関心が主体であり，それを超える広義のQOLは医療が取り扱える範囲の埒外である．

臨床家は日常臨床でいつも，患者のQOLを気にかけている．

「具合はいかがですか？」

「痛みはどうですか？」

「気分がすぐれないことはありませんか？」

「日常生活に支障はありませんか？」

　こうした日常的な問いかけを，より体系的に実施しようという試みが，QOL評価である。質問票を用いて，患者の身体的機能，身体の痛み，社会生活機能，心の健康などを数値化し，アウトカム指標の一つとして利用することがQOL評価の主眼である。

　日常臨床ベースでは，個々の臨床家がQOL評価の視点を取り入れることにより患者ケアを改善することが目的である。臨床研究ベースでは，治療やケアの効果比較研究における効果指標の一つにQOLを取り入れることもできる。

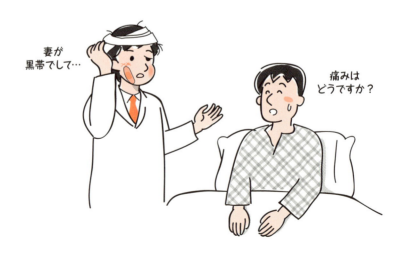

近年はがん治療薬の臨床試験においても，患者報告アウトカム（patient-reported outcome，PRO）という枠組みの中でQOL評価が取り入れられることが多くなっている。身体的な痛みや苦しみがなく，精神的な安寧を保ち，平安に生活できるという状態が，高いQOLの状態といえる。逆に，身体的な痛みや苦しみがあり，それに伴い精神的苦痛に苛まれている状況は，低いQOLの状態である。

　QOL評価指標を導入することは，治療のゴールにも変化をもたらすことになる。「腫瘍径の縮小」といった，がんを叩くことを主眼とした治療から，苦痛の除去や精神的ストレスの除去といった緩和ケアに重きが置かれることとなる。

## 2　QOL尺度

### （1）QOL尺度の種類

　QOLを測定するために，実に多くの尺度が開発されている。それらは，疾病特異的尺度と包括的尺度に分類される（**表9-1**）。

**表9-1．QOL尺度の種類**

| 疾病特異的尺度 |
|---|
| FACT, EORTC-QLQ, WOMAC, AIMS など |
| 包括的尺度 |
| 効用値測定に用いられる尺度：EQ-5D, SF-6D, HUI など |
| 効用値測定に用いられない尺度：SF-36, SIP など |

(i) 疾病特異的尺度

| | |
|---|---|
| がん | FACT (Functional Assessment of Cancer Therapy)[3], EORTC QLQ (European Organisation for Research and Treatment of Cancer Quality of Life Questionnaire)[4], など |
| 呼吸器疾患 | SGRQ (St. George's Respiratory Questionnaire)[5], など |
| 関節疾患 | WOMAC (Western Ontario and McMaster Universities Osteoarthritis Index)[6], など<br>AIMS (Arthritis Impact Measurement Scales)[7], など |

上に挙げたものはごく一部であり、各領域でさまざまな疾病特異的尺度が開発されている。

(ii) 包括的尺度

効用値測定に用いられる尺度として、EQ-5D (EuroQol 5 Dimension)[8], SF-6D (Short-Form 6 Dimension)[9], HUI (Health Utility Index)[10] などがある。効用値測定に用いられない尺度としては、SF-36® (MOS 36-Item Short Form Health Survey)[11], SIP (Sickness Impact Profile)[12] などがある。

なお、**効用値 (utility score)** とは、完全な健康を1、死亡を0として、各患者のQOLのレベルを0から1の間の単一の数値に変換したものである。効用値と生存年と掛け合わせることにより、**質調整生存年 (quality-adjusted life years, QALYs)** が得られる。

## (2) 代表的な QOL 尺度

### (i) EQ-5D (EuroQol 5 Dimension)

EQ-5Dは，① 移動の程度，② 身の回りの管理，③ ふだんの活動，④ 痛み／不快感，⑤ 不安／ふさぎ込み，というわずか5問の質問により構成されている。それらに対する回答はいずれも，① 問題がない，② いくらか問題がある，③ 問題がある，の3段階である。

5問すべて「問題がない」場合，回答は「11111」となる。質問の回答パターンは，「11111」から「33333」まで$3^5 = 243$通りであり，それぞれのパターンについて，スコア換算表を用いて効用値に換算することが可能である[13]。

所要時間1〜2分程度で実施可能な簡便性が最大の利点である。この尺度は全世界100以上の言語に翻訳されており，日本語版もあるため，国際比較研究も可能である。

### (ii) SF-36® (MOS 36-Item Short Form Health Survey)

8つのドメイン（下位尺度）で構成される。

|       |       |       |
|-------|-------|-------|
| (i)   | 身体機能 | (physical functioning, PF) |
| (ii)  | 心の健康 | (mental health, MH) |
| (iii) | 身体の痛み | (bodily pain, BP) |
| (iv)  | 社会生活機能 | (social functioning, SF) |
| (v)   | 身体的役割機能 | (role physical, RP) |
| (vi)  | 心理的役割機能 | (role emotional, RE) |
| (vii) | 全般的健康感 | (general health, GH) |
| (viii)| 活力 | (vitality, VT) |

## 3 QOL 評価研究の実践

### (1) QOL 評価が必要なケース

　　**真に必要なときにのみ QOL 評価を取り入れるようにしよう。**以下のようなケースでこそ，QOL 評価は有用である。

(i) 臨床的な一次アウトカム（primary outcome）について，比較する群間で有意差が出にくいことが予想され，なおかつ二次アウトカム（secondary outcome）である QOL の有意差は出ることが期待される場合。
(ii) QOL 向上を目的とした介入（がんの緩和ケアなど）であって，QOL 自体が一次アウトカムになる場合。

　　QOL も他のアウトカムと同様，仮説を検証するために測定する。仮説に見合った精度のよい尺度かどうかの検討が重要である。「一次アウトカムを測るついでに QOL を測る」という考え方は不可である。QOL 評価そのものを目的化してはならない。

### (2) QOL 尺度の入手方法

　　既存の QOL 尺度はほぼすべて著作権によって保護されており，開発者に無断で使用することは禁じられている。
　　EQ-5D 日本語版を使用する際には EuroQol Group のウェブサイト（http://www.euroqol.org/）からの使用申し込みが必要である。SF-36®など各種の尺度の日本語版は，認定 NPO 法人健康医療評価研究機構（iHope International）（http://www.sf-36.jp/）に申請し，使用登

録などの必要な手続きを経ることにより、利用可能である。

　英語版のQOL尺度を日本語に翻訳する際、新たに妥当性・信頼性を検証することが必須である。言うまでもないことであるが、英語版のQOL尺度を研究者個人が自分で勝手に日本語訳して使用することは不可である。

## （3）実務上の留意点

### （i）QOL評価を研究プロトコールに明記する

　調査を受ける患者だけでなく、調査に協力するスタッフ（特に医師）に理解を得るため、QOL評価の必要性を研究プロトコールに明示することが大切である。これは調査に対するコンプライアンスの向上にとって必須である。研究に参加している医師の意欲の欠如によって、患者への説明不足や渡し忘れが生じ、質問票の回収率が低下する。できればQOL調査のための専属のリサーチ・ナース（research nurse）や治験コーディネーター（clinical research coordinator, CRC）がいれば、調査へのコンプライアンスや質問票回収率も向上する。

### （ii）質問票を患者に手渡す人は担当医でない方がよい

　患者は医師に感謝の意思を表そうとすることが多いので、医師が質問票を患者に手渡すと、記入内容に影響が及んでしまう。

### （iii）医師・看護師がいない場所で記入してもらう

　医師・看護師がいない場所、なるべく家族もいない場所で質問票に記入してもらう。患者自身が感じることを気楽に書いてもらうことが大事である。回答を誘導するような医療従事者の助言は不可である。

# 4 QOL 評価に対する批判

古今東西，QOL 評価に対する批判は絶えない。その多くは，QOL 評価の主観性（subjectivity）に対するものである。

### (i) QOL 評価に対する的外れな批判

「QOL 評価は客観性に乏しいからダメ」と批判されることがあるが，これは全く的外れである。

そもそも QOL 評価は患者の主観を重視している。血液検査でもエコーでも CT でも測れない，患者の主観を測ることに意義がある。患者の主観を，いかに妥当性・信頼性を担保しつつ正確に測定するかが重要なのであって，「主観だからダメ」というのは不適切である。

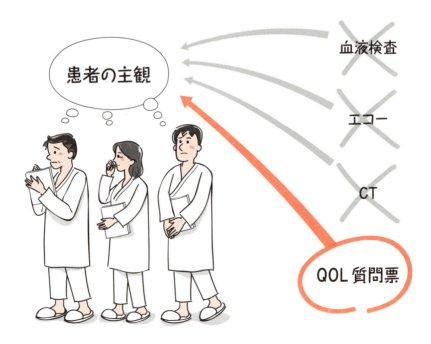

## (ii) QOL 評価に対する，全く的外れとはいえない批判

> - QOL 評価は，個別性が非常に大きい患者の QOL を，かなり抽象化して量的変換しているため，患者の QOL の持つ真の側面の多くを捨象している。
> - 「効用値」という 0 から 1 の間におさまる単一値で，患者の人生を表現できるわけがない。
> - 包括的尺度にしても，患者の人生や生命の質のほんの一断面を見ているにすぎない。全人的医療（holistic medicine）を目指しているはずなのに，扱える項目に限定することで，かえって視野を狭めていないか？

上記のような批判は，全く的外れとはいえない。

QOL 尺度は，複数の患者が共通して持っているであろう問題点の最大公約数を抽出し，統計解析に耐えられる測定結果を得られる形式に整えられたものである。しかし，個々の患者が抱えている問題をすべて評価できるわけではない。

個々の患者に対しては，ナラティブ・アプローチ（narrative approach）などのさまざまな対人支援法もある。QOL 評価が目指すものは対人支援ばかりでなく，治療のアウトカム指標の一つとして位置づけられることである。その意味では一断面の評価であってもそれ自体に問題はない。

## 📁 文献・資料

1) Fayers PM, Machin D. Quality of life assessment, analysis & interpretation. 2nd edition, Wiley, 2007
2) 池上直己, 福原俊一, 下妻晃二郎, 池田俊也, 編. 臨床のためのQOL評価ハンドブック. 医学書院, 2001
3) FACT (Functional Assessment of Cancer Therapy). http://www.facit.org/FACITOrg/Questionnaires
4) EORTC QLQ (European Organization for Research and Treatment of Cancer Quality of Life Questionnaire). http://groups.eortc.be/qol/
5) Meguro M, Barley EA, Spencer S, Jones PW. Development and Validation of an Improved, COPD-Specific Version of the St. George Respiratory Questionnaire. Chest 2007；132：456-463
6) Burgers PT, Poolman RW, Van Bakel TM, et al. Reliability, validity, and responsiveness of the Western Ontario and McMaster Universities Osteoarthritis Index for elderly patients with a femoral neck fracture. J Bone Joint Surg Am 2015；97：751-757
7) ten Klooster PM, Veehof MM, Taal E, van Riel PL, van de Laar MA. Confirmatory factor analysis of the Arthritis Impact Measurement Scales 2 short form in patients with rheumatoid arthritis. Arthritis Rheum 2008；59：692-698
8) 池田俊也, 白岩健, 五十嵐中, 能登真一, 福田敬, 齋藤信也, 下妻晃二郎. 日本語版EQ-5D-5Lにおけるスコアリング法の開発. 保健医療科学 2015；64：47-55
9) SF-6D. http://www.sheffield.ac.uk/scharr/sections/heds/mvh/sf-6d
10) Horsman J, Furlong W, Feeny D, Torrance G. The Health Utilities Index (HUI®)：concepts, measurement properties and applications. Health Qual Life Outcomes 2003；1：54
11) SF-36. https://www.sf-36.jp/qol/sf36.html
12) Prcic A, Aganovic D, Hadziosmanovic O. Sickness Impact Profile (SIP) Score, a Good Alternative Instrument for Measuring Quality of Life in Patients with Ileal Urinary Diversions. Acta Inform Med 2013；21：160-165
13) Tsuchiya A, Ikeda S, Ikegami N, et al. Estimating an EQ-5D population value set：the case of Japan. Health Econ 2002；11：341-353

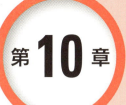

# 第10章 大規模医療データベース研究

## できる！ 臨床研究の鉄則

**鉄則49**：さまざまな大規模医療データベースの利点と限界を知る

**鉄則50**：ヘルスサービスリサーチの概念を理解する

## 1 大規模医療データベースとは

　大規模医療データベース（large healthcare database）は，「医療に関わる種々の目的のために恒常的に収集・蓄積され，閲覧・検索・統合・集計・分析が可能なデジタルデータの集合体」と定義できる。

　データの容量が大きければすべて「大規模データ」である。どの程度の大きさを超えれば「大規模データ」と呼ばれるか，特に基準はない。一つの目安として，Microsoft Excelの1枚のワークシートには，約100万行×16,000列までのデータが格納できる。これに入り切らないデータは，すべて大規模データである。数千人程度のコホートを数十年追跡した研究におけるデータをすべて集積しても，大規模データといえる規模にはならない。

　大規模医療データベースは，保健・医療・介護関連の政府統計，レセプト，電子カルテ，疾病登録など，大規模な臨床情報および疫学・公衆

衛生学情報をすべて含む。近年，大規模医療データベースと，生命科学（life science）のビッグデータを一括りにして，「医療ビッグデータ」と称することがある。しかし，両者は全くの別物である。生命科学のビッグデータは，ゲノム，トランスクリプトーム，プロテオームなどの変異やプロファイルを解明するゲノム・オミックス情報が含まれる。臨床および疫学・公衆衛生学の大規模医療データベースとは，データ収集の目的も解析方法も異なっており，同列に論じるべきではない。

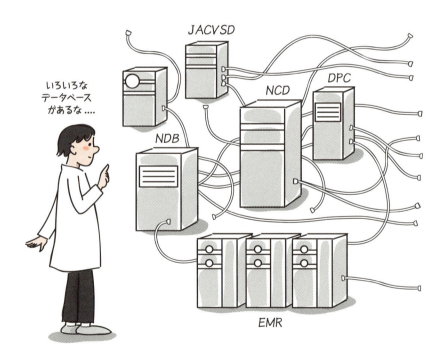

## 2 大規模医療データベースの類型

近年,大規模医療データベースの基盤整備と研究利用が進みつつあり,今後の臨床研究の重要な柱の一つになりうる。

大規模医療データベースにはさまざまなタイプがあり,その規模も内容も多様である。大規模医療データベースの類型を**表10-1**に示す。

### (1) 患者登録型データベース

患者登録型データベース(registry database)とは,特定の疾患や診療領域の患者個票データを,共通のデータ・フォーマットを用いて,多施設から恒常的に登録する方式のデータベースである。学会などのアカデミアや,省庁が主体となり,所属医療機関・医師の協力を得てデー

**表10-1. 大規模医療データベースの類型**

| | |
|---|---|
| (i) | 患者登録型データベース |
| 外科学会NCD,胸部外科学会JACVSD,がん登録,消防庁救急蘇生統計,など | |
| (ii) | 診療報酬明細データ |
| DPC,NDB,介護給付実態調査,など | |
| (iii) | 政府統計 |
| 人口動態統計,患者調査,社会保険診療行為別調査,国民生活基礎調査,国民健康栄養調査,医療施設調査,医師・歯科医師・薬剤師調査,など | |
| (iv) | その他 |
| 電子カルテ,など | |

タを収集する。各施設の該当する全患者について，詳細な臨床データを入力する必要があるため，データ入力者の負担は少なくない。

患者登録型データベースの例をいくつか紹介する。

(i) がん登録

「がん登録等の推進に関する法律」に基づき，2016年1月に全国がん登録が始まった。全国の医療機関でがんと診断された患者のデータは，都道府県に設置された「がん登録室」を通じて，国立がん研究センターにあるデータベースで一元管理されるようになった。データの集計結果は，国立がん研究センターがん対策情報センターのウェブサイト「がん登録・統計」（http://ganjoho.jp/reg_stat/）で一般公開されている。

(ii) 日本外科学会NCD（National Clinical Database）

日本外科学会をはじめとする外科系学会による外科手術症例データベースである（http://www.ncd.or.jp/）。専門医制度と連動し，一般外科手術の95％以上をカバーしており，年間登録症例数は120万件を超える。主な術式に関する分析結果は既に論文発表されている[1)2)]。

(iii) 消防庁・救急蘇生統計

病院外心肺停止で救急搬送された患者の全数調査である（http://www.fdma.go.jp/）。このデータを用いた心肺停止に関する学術論文が多数出版されている[3)]。

上記の例はごく一部である。現在，多くの学会で独自に症例登録データベースが構築され，症例収集が進められている。

## （2）診療報酬明細データ

診療報酬明細データ（administrative claims database）には，レセプト情報・特定健診等情報データベース（National Database, NDB）や，DPC（Diagnosis Procedure Combination）データベースなどがある。各患者について，診断名，実施された処置・手術，投与された薬剤，在院日数，退院時転帰，医療費などのデータが含まれる。

全国規模のデータであるため，症例数は桁外れに多い。症例登録データベースや電子カルテに比べると，臨床データが少なく，リスク調整やアウトカム評価には限界がある。対象を絞り，うまくデザインを組めば，かなり質の高い研究が可能である。

### （i）レセプト情報・特定健診等情報データベース

高齢者の医療の確保に関する法律に基づき，全国の保険者（健康保険組合や市区町村）が収集したレセプト情報および特定健診・特定保健指導情報を厚生労働省が一括管理しているデータベースである。2013年から研究者を対象に，研究利用のためのデータ提供が試験的に開始された。

### （ii）DPCデータベース

全国千数百のDPC病院から収集されるデータであり，レセプト・データ以外に様式1と呼ばれる退院サマリーデータも含まれる。DPCデータを用いた臨床研究の論文は多数出版されている[4]。

## （3）政府統計

保健・医療関連の政府統計には，厚生労働省が収集する人口動態統計，国民生活基礎調査，国民健康栄養調査，医療施設調査，医師・歯科

医師・薬剤師調査，などがある。行政の目的に収集されたデータであるが，統計法等のルールに基づき，研究目的に研究者に提供されることがある。これらのデータは公衆衛生学研究に用いられることが多い[5]。

## 3 大規模医療データベース研究の課題

　大規模医療データベース研究には克服すべき課題も少なくない。一つはデータそのものの限界，もう一つはデータへのアクセシビリティの問題，さらにデータにアクセスできたとしてもそれを高度利用するための技術的な課題が挙げられる。

### (i) データの限界

　データベース研究では，含まれるデータの特性をよく検討する必要がある。クリニカル・クエスチョンがデータベースを用いて必ずしも解明できるとは限らない。各データベースの特性を生かした研究デザインが望まれる。

　診療報酬明細データは，検査値などの臨床データが含まれておらず，臨床研究に必須のリスク調整がいつも充分にできるとは限らない。NDBのレセプト・データは診断名の妥当性に問題がある。DPCデータは患者が他の病院に移動した場合，もはや追跡できなくなる。このため長期のアウトカム（がんの5年生存率など）を評価することは困難である。

　疾患特異的な患者登録型データベースは，臨床データや重症度に関する指標が入力項目に取り入れられており，より詳細な分析が可能である。しかし，特定の疾患や領域に限られている上に，診療報酬明細データのような詳細な診療履歴データはない。このように，単一であらゆる

データをそろえている完全なデータベースは存在しない。

諸外国に目を向ければ，例えばアメリカでは，診療報酬明細データの一つであるMedicare Database[6]（日本のNDBデータに類似）と，疾患特異的患者登録型データベースの一つであるSEER database（日本のがん登録データに類似）を患者個人レベルでリンクしたSEER-Medicare linked databaseがある[7]。リンクのキーとして社会保障番号（social security number）が用いられている。しかし，我が国ではまだ，異なるデータベース間で，患者個人レベルでデータをリンクさせることは，制度的・技術的・倫理的課題が多く実現できていない。

## (ii) データへのアクセシビリティ

アメリカでは，Nationwide Inpatient Sample（NIS）という，DPCデータの様式1に類似するデータが，既に研究者に全面公開されている。研究者は低廉な価格でNISデータを購入し，さまざまな研究を行っている[8]。同じくアメリカではMedicareが公開されており，ResDAC（http://www.resdac.org/）という専門の組織がMedicareのデータ等の収集・管理・提供を行っている。

我が国に目を向けてみると，NDBは2013年からデータ利用の公募が実施されているとはいえ，利用承諾のハードルは高く，データ利用の普及には程遠い状況である。また，厚生労働省が収集したDPCデータの一般公開はまだ試行段階である。現状，研究者がDPCデータを活用するには，自力でDPC病院から匿名化されたDPCデータを収集する必要がある。いくつかの研究グループ，学会，病院団体，民間企業などが独自に多施設からDPCデータを収集する事業を展開している。

学会等がデータ収集している患者登録型データベースの中には，データベース参加施設の学会員に匿名化されたデータを提供しているケースもある。政府統計は主に，厚生労働科学研究費補助金による研究を実施している研究者に提供されている。

上記のように我が国では大規模医療データへのアクセシビリティは低く，容易に入手できる大規模データはあまりない。この点も今後克服されるべき課題である。

### （iii）大規模医療データベースの高度利用における技術的課題

大規模医療データを首尾よく収集できたとしても，それをうまくハンドリングし，その中から新しい知識やエビデンスを生み出すためには，さまざまな技術力が必要となる。

#### ① 大規模医療データをハンドリングする医療情報学力

データベースの基盤構築と大規模医療データをハンドリングする医療情報技術が不可欠である。研究プロジェクトには，医療情報学の専門家の参画が必須である。

#### ② 研究デザインを構築する疫学力

日常の臨床からクリニカル・クエスチョンを紡ぎだし，それらを検証可能なリサーチ・クエスチョンに昇華し，入手可能なデータの特性を活かして研究デザインを組み上げる，臨床疫学の素養も必要となる。

#### ③ 大規模医療データを分析する統計学力

大規模医療データベース研究は後向き観察研究であり，前向き介入研究とは比較にならないほど，交絡バイアスの影響を受けやすい。観察データに対する応用統計技術も必要となる。

大規模医療データベース研究は，臨床医学，医療情報学，疫学，統計学などの幅広い領域の学際研究である。さまざまな分野の研究者たちが集い，各々の知識や技術を持ち寄って共同で実施する研究体制の構築が重要である。

# 4 ヘルスサービスリサーチ

## (1) ヘルスサービスリサーチとは

　質の高い医療を患者・国民に公平かつ効率的に提供するためには，治療法など個々の要素技術の研究開発だけでなく，医療全体をマネージするシステムについて検討しなければならない。

　ヘルスサービスリサーチ（health services research）とは，疾患の疫学や治療効果などに関する臨床研究から派生して，医療サービスの構造（structure）・プロセス（process）・アウトカム（outcome）といった医療の質評価，医療技術評価（health technology assessment），診療実態分析（practice pattern analysis），医療サービス資源の適正配分，医療の財政分析に至るまで，幅広くカバーする学際的な研究領域である。

　ヘルスサービスリサーチは公共健康医学（public health）の一分野でありつつ，臨床医学領域とも深い関わりがある。ヘルスサービスリサーチの研究対象のドメインは，患者個人，家族，医療施設，地域社会，国全体など広範にわたる[9]。

　米国の AcademyHealth（http://www.academyhealth.org/）は，ヘルスサービスリサーチを，以下のように定義している。

> "multidisciplinary field of scientific investigation that studies how social factors, financing systems, organizational structures and processes, health technologies, and personal behaviors affect access to health care, the quality and cost of health care, and ultimately our health and well-being"

欧米では大学医学部にヘルスサービスリサーチに関わる講座が多数設置されているが，日本ではまだ非常に少ない。我が国で「ヘルスサービスリサーチ」を冠した講座は，2017年現在，筑波大学と東京大学にあるだけである。ヘルスサービスリサーチは，近年世界的に注目されているにもかかわらず，日本ではまだ，データ利用の環境整備や研究体制が不充分な状況にある。

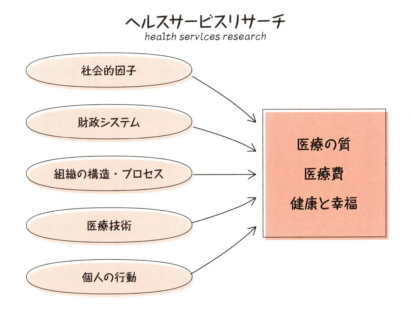

## （2） ヘルスサービスリサーチの実例

　大規模医療データベースを用いれば，ヘルスサービスリサーチを実施できる範囲は飛躍的に広がる。日本でも大規模医療データベースが利用できる環境が，まだ不充分とはいえ少しずつ広がりつつあり，ヘルスサービスリサーチも増えつつある。これまで日本で行われてきた，大規

模医療データを用いたヘルスサービスリサーチの実例をいくつか紹介する。

## (i) 外科手術の施設別症例数とアウトカムの関連

外科手術の施設別症例数(hospital volume)とアウトカムの関連(volume-outcome relationship)は,1990年代から米国で,2000年代以降我が国でも,多くの研究結果が報告されてきた。我が国の多くの研究でも,症例数の多い施設ほど,術後アウトカムは比較的良好であることが示されている[10)-12)]。

## (ii) ベッド数あたり医師数・看護師数と手術成績

外科手術の成績は,術者の技量に加えて,適切な周術期管理やケアの質にも依存する。医師・看護師などの医療スタッフが充実している施設ほど,手術治療の成績は良いかを実証した研究を紹介する[13)]。

対象はDPCデータベースから抽出されたがんの待機的手術患者131,394人とした。医療施設調査データを用いて,施設ごとに100床あたり医師数(physician-to-bed ratio, PBR)および100床あたり看護師数(nurse-to-bed ratio, NBR)を算出し,それぞれの中央値を用いて,対象を以下の4群に分割した。

---

(1) グループA:低PBR(<19.7),低NBR(<77.0)

(2) グループB:低PBR(<19.7),高NBR(≧77.0)

(3) グループC:高PBR(≧19.7),低NBR(<77.0)

(4) グループD:高PBR(≧19.7),高NBR(≧77.0)

---

アウトカム指標として,在院死亡率,術後合併症発生率,救命失敗率

(failure to rescue, FTR）(＝在院死亡数／術後合併症患者数）を用いた。救命失敗率とは，術後合併症が発生した患者群における在院死亡率を示す。

主な結果を図10-1に示す。

救命失敗率（FTR）はグループ Aが14.5%である一方，グループ Dが9.2%と有意に低く，多変量ロジスティック回帰でグループAを対照としたグループDのオッズ比は0.76（95％信頼区間0.68-0.86;P＜0.001）となった。本研究の結果から，FTRは患者側要因を調整してもなお，医療スタッフの充実度と有意に関連していることが明らかになった。

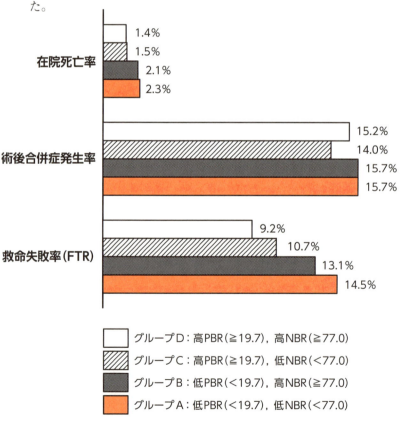

図10-1. 100ベッド数あたり医師数・看護師数と術後アウトカムの関連

### 発展学習　マルチレベル分析

マルチレベル分析（multilevel analysis）とは，階層構造をもつデータに用いられる分析手法である。階層構造の例として，学級と生徒，地域と住民，病院と入院患者などがある。ある小学校の生徒の成績について分析する場合，学級間で成績の平均値や標準偏差がばらつくことがある。これは単なる偶然誤差ではなく，学級ごとの特色の違い（担任の先生の影響，生徒同士の刺激，など）を反映しているのかもしれない。1組の生徒はみな，1組という環境の影響を受けている。2組も同様である。このように，各学級の生徒たちはその学級に属していること自体に影響を受ける。これを学級と生徒の階層構造という。

同様のことは，病院と入院患者にも起こりうる。多施設からデータを集めた場合，各施設の患者は，その施設に属していること自体の影響を受ける。各施設間で医療スタッフ・設備や医療の質の状況は異なっているからである。こういった病院と入院患者の階層構造を考慮せず，患者レベルのデータだけを分析すると，推計結果にバイアスがかかってしまうことがある。階層構造のあるデータに対する多変量回帰分析では，混合効果モデル（mixed effect model）や一般化推定方程式（generalized estimation equation）などが適用される。詳細は，章末の文献[14]を参照されたい。

## なぜ医師は効果のない治療をやるのか？

2004年のBritish Medical Journal誌に，"Why do doctors use treatments that do not work?（なぜ医師は効果のない治療をやるのか？）"と題する興味深い論説が掲載された[15]。

著者によれば，医学は単なる科学ではなく，人の生業である．効果があるかどうか不明であり，ときに有害でさえある治療が，医師たちによって行われている．その理由として，以下の8つを挙げている．

- Clinical experience　　　　　　　　　　　臨床的な経験
- Over-reliance of a surrogate outcome　　代替アウトカムへの過剰な信頼
- Natural history of the illness　　　　　　疾病の自然経過
- Love of the pathophysiological model （that is wrong）　　（誤った）病態生理モデルへの愛着
- Ritual and mystique　　　　　　　　　　儀式や秘儀
- A need to do something　　　　　　　　何かをなすべき必要
- No one asks the question　　　　　　　誰も疑義を挟まない
- Patients' expectations （real or assumed）　　（真または仮定の）患者の希望

この論説が出版されてから十数年経ち，EBMも世の中にずいぶん浸透してきたはずだが，未だに上記のような状況はあまり変わらず続いているのではなかろうか？

## 文献・資料

1) Kurita N, Miyata H, Gotoh M, Shimada M, Imura S, Kimura W, Tomita N, Baba H, Kitagawa Y, Sugihara K, Mori M. Risk Model for Distal Gastrectomy When Treating Gastric Cancer on the Basis of Data From 33,917 Japanese Patients Collected Using a Nationwide Web-based Data Entry System Ann Surg 2015;262:295-303

2) Yokoo H, Miyata H, Konno H, Taketomi A, Kakisaka T, Hirahara N, Wakabayashi G, Gotoh M, Mori M. Models predicting the risks of six life-threatening morbidities and bile leakage in 14,970 hepatectomy patients registered in the National Clinical Database of Japan. Medicine 2016;95:e5466

3) Kitamura T, Iwami T, Kawamura T, et al. Nationwide Public-Access Defibrillation in Japan. N Engl J Med 2010;362:994-1004

4) Yasunaga H, Matsui H, Horiguchi H, Fushimi K, Matsuda S. Clinical Epidemiology and Health Services Research using the Diagnosis Procedure Combination Database in Japan. Asian Pacific J Dis Manag 2013;7:1-2

5) Ikeda N. Secondary Data Analysis of National Surveys in Japan Toward Improving Population Health. J Epidemiol 2016;26:106-114

6) Centers for Medicare & Medicaid Services (CMS). https://www.cms.gov/

7) SEER-Medicare linked database. https://healthcaredelivery.cancer.gov/seermedicare/

8) Nationwide Inpatient Sample (NIS). https://www.hcup-us.ahrq.gov/nisoverview.jsp

9) Lohr KN, Steinwachs DM. Health services research: an evolving definition of the field. Health Serv Res 2002;37:7-9

10) Miyata H, Motomura N, Ueda Y, Matsuda H, Takamoto S. Effect of procedural volume on outcome of coronary artery bypass graft surgery in Japan: Implication toward public reporting and minimal volume standards. J Thorac Cardiovasc Surg 2008;135:1306-1312

11) Yasunaga H, Horiguchi H, Matsuda S, Fushimi K, Hashimoto H, Ohe K, Kokudo N. Relationship between hospital volume and operative mortality for liver resection: data from the Japanese Diagnosis Procedure Combination database. Hepatol Res 2012;42:1073-1080

12) Yoshioka R, Yasunaga H, Hasegawa K, Horiguchi H, Fushimi K, Aoki T, Sakamoto Y, Sugawara Y, Kokudo N. Hospital volume affects in-hospital mortality, length of stay, and total costs after pancreaticoduodenectomy: Analysis of data from 10,652 patients from the Japanese Diagnosis Procedure Combination database. Br J Surg 2014;101:523-529

13) Yasunaga H, et al. Variation in cancer surgical outcomes associated with physician and nurse staffing: a retrospective observational study using the Japanese Diagnosis Procedure Combination Database. BMC Health Serv Res 2012;12:129

14) 藤野善久,近藤尚己,竹内文乃.保健医療従事者のためのマルチレベル分析活用ナビ.診断と治療社,2013

15) Doust J, Del Mar C. Why do doctors use treatments that do not work? BMJ 2004;328:474-475

# 索引 INDEX

## 英

| | |
|---|---|
| administrative claims database | 197 |
| AGREE II | 82 |
| all-cause mortality | 169 |
| $\alpha$エラー | 99 |
| analytic observational study | 12 |
| area under curve | 127, 154, 176 |
| attrition | 50, 139 |
| $\beta$エラー | 99 |
| bias | 48 |
| binary logistic regression | 106 |
| biological plausibility | 102 |
| bootstrap resampling | 177 |
| calibration | 175 |
| caliper | 127 |
| case control study | 12, 59 |
| case crossover study | 77 |
| case report | 15 |
| causal relationship | 59, 101 |
| censor | 108 |
| census | 92 |
| $\chi^2$検定 | 97 |
| clinical epidemiology | 7 |
| clinical prediction model | 172 |
| clinical question | 3, 7, 26 |
| Cochran Armitage検定 | 97 |
| coefficient of correlation | 97 |
| cohort study | 12, 59 |
| competing risk model | 108 |
| complete-case analysis | 116 |
| compliance | 139 |
| composite outcome | 171 |
| conditional logistic regression | 75 |
| confounding | 48, 57 |
| confounding by indication | 57, 125 |
| CONSORT声明 | 98 |
| contamination | 140 |
| Cox回帰 | 105, 107 |
| cross-sectional study | 12, 59 |
| c-statistics | 127, 176 |
| cut-off value | 88, 151 |
| decision tree model | 178 |
| definitional gold standard | 148 |
| descriptive study | 12 |
| diagnostic bias | 53 |
| disease-specific mortality | 169 |
| DPCデータベース | 197 |
| ecological fallacy | 77 |
| effect modifier | 56 |
| effect size | 99 |
| EQ-5D | 186, 187 |
| error | 45 |
| EuroQol 5 Dimension | 187 |
| evidence-based medicine | 9 |
| exclusion criteria | 30 |
| exposure | 123, 168 |
| external validity | 30, 45, 176 |
| feasibility | 32, 65 |
| FINER | 31 |
| Fisherの正確確率検定 | 97 |
| Friedman検定 | 96 |
| generalizability | 46 |
| generalized additive model | 178 |
| generalized estimation equation | 205 |
| G-estimation | 130 |
| gold standard | 147 |
| GRADE | 79 |
| hard outcome | 170 |
| hazard ratio | 107 |
| health-related QOL | 183 |
| health services research | 201 |
| health technology assessment | 201 |
| healthy worker effect | 52 |
| Hillの基準 | 101 |
| Hosmer-Lemeshow適合度検定 | 175 |
| HUI | 186 |
| immortal time bias | 50 |

| | |
|---|---|
| imputation | 118 |
| incidence | 59, 90 |
| incidence rate ratio | 91 |
| inclusion criteria | 30 |
| indication | 122 |
| inference | 45 |
| informative censoring | 108 |
| in-hospital mortality | 169 |
| instrumental variable | 57, 126, 131, 132 |
| intention-to-treat analysis | 140 |
| interaction | 56 |
| intermediate factor | 56 |
| internal validity | 45, 123, 176 |
| interventional study | 11, 59 |
| interviewer bias | 53 |
| inverse probability weighing | 128 |
| IV-outcome confounder | 137 |
| jackknife | 177 |
| Kaplan-Meier法 | 98 |
| kappa statistic | 160 |
| Kendallの順位相関係数 | 97 |
| Kolmogorov-Smirnov検定 | 96 |
| Kruskal-Wallis検定 | 96 |
| large healthcare database | 193 |
| Lasso回帰 | 178 |
| last observation carried forward | 118 |
| lead-time bias | 54 |
| length bias | 51 |
| likelihood ratio | 145 |
| logistic regression | 105 |
| log-rank test | 98 |
| longitudinal study | 12, 59 |
| Mann-Whitney U検定 | 96 |
| marginal structural model | 130 |
| matched-pair cohort study | 76 |
| matching on time | 72 |
| McNemar検定 | 75, 97 |
| mean imputation | 118 |
| measurement bias | 48 |
| misclassification | 50 |
| missing value | 114 |
| misspecification | 111 |
| mixed effect model | 205 |
| MOS 36-Item Short Form Health Survey | 186, 187 |
| multicollinearity | 109, 126 |
| multilevel analysis | 205 |
| multinomial logistic regression | 106 |
| multiple imputation | 119 |
| multiple regression | 105 |
| multivariable regression analysis | 57, 66 |
| nearest neighbor matching | 127 |
| nested case control study | 75 |
| net reclassification improvement | 159 |
| nomogram | 178 |
| non-informative censoring | 108 |
| nonparametric method | 96 |
| normal distribution | 95 |
| novelty | 32 |
| null hypothesis | 99 |
| observational study | 11, 59 |
| ordinal logistic regression | 106 |
| outcome | 123, 168 |
| outlier | 95 |
| overfitting | 106, 126 |
| P値 | 94 |
| parametric method | 96 |
| Pearsonの積率相関係数 | 97 |
| PE（I）CO | 27 |
| per protocol 解析 | 140 |
| placebo | 121 |
| population representativeness | 46, 93 |
| power | 73 |
| practice pattern analysis | 13, 201 |
| precision | 145 |
| predictive value | 145 |
| prevalence | 59, 91, 152 |
| primary outcome | 100, 170, 188 |
| probabilistic sampling | 93 |
| prognostic factor | 55, 167 |
| propensity score | 57, 66, 125, 126, 127 |
| proportion | 90 |
| proportional hazard assumption | 107 |
| prospective cohort study | 60 |
| prospective randomized open blinded endpoint（PROBE） | 139 |
| pseudo-randomization | 127 |
| QOL | 12, 183, 185 |
| quality-adjusted life years | 186 |
| random error | 47 |
| randomized controlled trial（RCT） | 30, 78, 138 |
| rate | 90 |
| rate ratio | 91 |
| ratio | 91 |
| recall bias | 53 |
| receiver operating characteristic curve（ROC曲線） | 126, 154, 176 |

| | |
|---|---|
| recurrence | 169 |
| referral bias | 51 |
| registry database | 195 |
| regression analysis | 105 |
| regression imputation | 118 |
| relative risk | 62 |
| remission | 169 |
| reporting bias | 54 |
| reproducibility | 160 |
| research question | 27 |
| residual confounding | 129 |
| response | 169 |
| retrospective cohort study | 60 |
| Ridge 回帰 | 178 |
| risk factor | 167 |
| risk ratio | 62, 91 |
| secondary outcome | 100, 170, 188 |
| selection bias | 48 |
| self-selection bias | 52 |
| sensitivity | 145 |
| SF-36 | 186, 187 |
| SF-6D | 186 |
| Shapiro-Wilk 検定 | 96 |
| soft outcome | 170 |
| source population | 67 |
| Spearman の順位相関係数 | 97 |
| specificity | 103, 145 |
| split sample method | 176 |
| stratification | 57, 66, 128 |
| strength | 102 |
| STROBE 声明 | 98 |
| surrogate outcome | 56, 170 |
| survival analysis | 98, 107 |
| survivor treatment bias | 50 |
| systematic error | 47 |
| t 検定 | 96 |
| temporality | 102 |
| time-dependent confounding | 130 |
| trend test | 97 |
| true outcome | 170 |
| two-stage least square | 133 |
| unmeasured confounders | 48, 67, 127 |
| utility score | 186 |
| validation | 176 |
| variance inflation factor | 109 |
| volunteer bias | 52 |
| weak instrument | 136 |
| Wilcoxon 符号付順位和検定 | 96 |
| Youden index | 156 |

## あ

| | |
|---|---|
| アウトカム | 123, 168 |
| 一次アウトカム | 100, 170, 188 |
| 一般化可能性 | 46, 127 |
| 一般化加法モデル | 178 |
| 一般化推定方程式 | 205 |
| 医療技術評価 | 201 |
| 医療の質評価 | 12, 201 |
| 因果関係 | 59, 101, 123 |
| 因果推論 | 101 |
| 陰性的中率 | 150 |
| 陰性尤度比 | 150 |
| ウィルコクソン符号付順位和検定 | 96 |
| 後向きコホート研究 | 60, 63, 65 |
| エビデンスのランクづけ | 78 |
| 横断研究 | 12, 59 |
| 重みづけカッパ係数 | 163 |
| 重みづけスコア | 163 |

## か

| | |
|---|---|
| 回帰代入法 | 118 |
| 回帰分析 | 105 |
| 外的妥当性 | 30, 45, 138, 176 |
| 介入研究 | 11, 59 |
| 科学的根拠に基づく医療 | 9 |
| 確率の抽出 | 93 |
| 過剰適合 | 106, 126 |
| カットオフ値 | 88, 151, 154 |
| カッパ係数 | 160 |
| カーネル・マッチング | 127 |
| カプラン・マイヤー法 | 98 |
| 寛解率 | 169 |
| 観察打ち切り | 108 |
| 観察研究 | 11, 59 |
| 患者登録型データベース | 195 |
| 完全ケース分析 | 116 |
| 感度 | 145, 150 |
| 記述的研究 | 12 |
| 擬似ランダム化 | 127, 131 |
| 帰無仮説 | 99 |
| 偽薬 | 121 |
| 逆確率による重みづけ | 128 |
| キャリパー | 127 |
| キャリブレーション | 175 |
| 競合リスクモデル | 108 |
| 偶然誤差 | 47, 99 |
| 組み入れ基準 | 30, 124 |
| クラスカル・ウォリス検定 | 96 |

| 索引 | | |
|---|---|---|
| クリニカル・クエスチョン | 3, 7, 26 | |
| 傾向検定 | 97 | |
| 傾向スコア | 57, 66, 110, 125, 126, 127 | |
| 系統誤差 | 47 | |
| 欠損値 | 114, 118 | |
| 決定木モデル | 178 | |
| 健康関連QOL | 183 | |
| 検査者の盲検化 | 148 | |
| 検出力 | 73, 99 | |
| 健常労働者効果 | 52 | |
| ケンドールの順位相関係数 | 97 | |
| 効果修飾因子 | 56 | |
| 効果比較研究 | 121 | |
| 効果量 | 99 | |
| 交互作用 | 56 | |
| 較正 | 175 | |
| 効用値 | 186 | |
| 交絡 | 48, 55, 57 | |
| コクラン・アーミテージ検定 | 97 | |
| 誤差 | 45, 47 | |
| 誤分類 | 50 | |
| コホート研究 | 12, 59 | |
| コホート内症例対照研究 | 75 | |
| コルモゴロフ・スミルノフ検定 | 96 | |
| 混合効果モデル | 205 | |
| コンタミネーション | 140 | |
| コンプライアンス | 139 | |

## さ

| | | |
|---|---|---|
| 在院死亡 | 169 | |
| 最近傍マッチング | 127 | |
| 最適マッチング | 127 | |
| 再発率 | 169 | |
| 残差 | 105 | |
| サンプルサイズ設計 | 98 | |
| サンプル分割法 | 176 | |
| 残余交絡 | 129 | |
| 時間依存性交絡 | 130 | |
| 時間差バイアス | 54 | |
| 志願者バイアス | 52 | |
| 自己申告バイアス | 54 | |
| 自己選択バイアス | 52 | |
| 悉皆調査 | 92 | |
| 疾患特異的死亡 | 169 | |
| 実施可能性 | 32, 65 | |
| 質調整生存年 | 186 | |
| 疾病特異的尺度 | 186 | |
| 至適基準 | 147 | |
| 時点マッチング | 72 | |

| | | |
|---|---|---|
| ジャックナイフ | 177 | |
| シャピロ・ウィルク検定 | 96 | |
| 重回帰分析 | 105 | |
| 縦断研究 | 12, 59 | |
| 周辺構造モデル | 130 | |
| 順序ロジスティック回帰 | 106 | |
| 紹介バイアス | 51 | |
| 条件付きロジスティック回帰 | 75 | |
| 情報を持つ打ち切り | 108 | |
| 症例クロスオーバー研究 | 77 | |
| 症例シリーズ | 12, 15, 21 | |
| 症例対照研究 | 12, 59, 72 | |
| 症例報告 | 12, 15, 18 | |
| 除外基準 | 30, 124, 138 | |
| 新規性 | 32 | |
| 診断研究 | 12, 145 | |
| 診断の一致度 | 160 | |
| 診断バイアス | 53 | |
| 真のアウトカム | 170 | |
| 診療実態分析 | 12, 201 | |
| 診療報酬明細データ | 197 | |
| スコアリング・システム | 173 | |
| スピアマンの順位相関係数 | 97 | |
| 生活/生命の質 | 183 | |
| 正規性検定 | 96 | |
| 正規分布 | 95, 105, 114 | |
| 生存者治療バイアス | 50 | |
| 生存分析 | 98, 107 | |
| 生態学的誤謬 | 77 | |
| 精度 | 145 | |
| 生物学的蓋然性 | 102 | |
| 全死因死亡 | 169 | |
| 選択バイアス | 48, 49, 68 | |
| 相関係数 | 97 | |
| 想起バイアス | 53, 68 | |
| 操作変数 | 57, 125, 131, 132 | |
| 操作変数−アウトカム間交絡 | 137 | |
| 相対危険度 | 62 | |
| 層別化 | 57, 66, 128 | |
| 測定されていない交絡 | 48, 67, 131 | |
| 測定バイアス | 48, 53, 63 | |
| ソフト・アウトカム | 170 | |

## た

| | | |
|---|---|---|
| 第一種の過誤 | 99 | |
| 大規模医療データベース | 193 | |
| 代替アウトカム | 56, 170 | |
| 第二種の過誤 | 99 | |
| 多項ロジスティック回帰 | 106 | |

| 多重共線性 | 109, 126 |
| 多重代入法 | 119 |
| 脱落 | 50, 63, 139 |
| 多変量回帰分析 | 57, 66, 105 |
| 単変量回帰分析 | 105 |
| 地域相関研究 | 77 |
| 中間因子 | 56 |
| 治療企図解析 | 140 |
| つかみ標本 | 93 |
| 定義上の至適基準 | 148 |
| 適応交絡 | 57, 125 |
| 的中率 | 145 |
| 特異度 | 145, 150 |

## な

| 内的妥当性 | 45, 123, 138, 176 |
| 二項ロジスティック回帰 | 106 |
| 二次アウトカム | 100, 170, 188 |
| 二重対数プロット | 107 |
| 2段階最小2乗法 | 133 |
| 日本臨床疫学会 | 181 |
| ネット再分類改善度 | 159 |
| ノモグラム | 178 |
| ノンパラメトリック法 | 96 |

## は

| バイアス | 48 |
| 曝露 | 123, 168 |
| ハザード比 | 107 |
| 外れ値 | 95 |
| 発生率 | 59, 90 |
| 発生率比 | 91 |
| 発生割合 | 90 |
| ハード・アウトカム | 170 |
| パラメトリック法 | 96 |
| 反応率 | 169 |
| 比 | 91 |
| ピアソンの積率相関係数 | 97 |
| 非確率的抽出 | 93 |
| 病院コントロール | 71 |
| 比率の差の検定 | 97 |
| 比例ハザード性の仮定 | 107 |
| フィッシャーの正確確率検定 | 97 |
| 複合アウトカム | 171 |
| ブートストラップ再標本化 | 177 |
| プラセボ | 121 |
| フリードマン検定 | 96 |
| 分散拡大係数 | 109 |
| 分散分析 | 96 |

| 分析的観察研究 | 12 |
| 平均値代入法 | 118 |
| ヘルスサービスリサーチ | 12, 201 |
| 便宜的標本 | 93 |
| 包括的尺度 | 186 |
| 母集団代表性 | 46, 93 |
| ホスマー・レメショウ適合度検定 | 175 |

## ま

| 前向きコホート研究 | 60, 63, 65 |
| マクネマー検定 | 97 |
| マッチド・ペア・コホート研究 | 76 |
| マルチレベル分析 | 205 |
| マン・ホイットニーU検定 | 96 |
| 源集団 | 67 |
| 無イベント時間バイアス | 50 |
| 無情報打ち切り | 108 |
| 面接者バイアス | 53 |
| モデルの誤設定 | 111 |

## や

| 尤度比 | 145 |
| 有病割合 | 59, 91, 152 |
| 陽性的中率 | 150 |
| 陽性尤度比 | 150 |
| 予後因子 | 55, 167 |

## ら

| ランダム化比較試験 | |
| 12, 30, 46, 48, 65, 78, 98, 123, 125, 127, 131, 138 | |
| 罹患期間バイアス | 51 |
| リサーチ・クエスチョン | 27 |
| リスク因子 | 167 |
| リスク比 | 62, 91 |
| 率 | 90 |
| 臨床疫学 | 7 |
| 臨床予測モデル | 12, 172 |
| 連続変数のカテゴリー化 | 88 |
| ログランク検定 | 98 |
| ロジスティック回帰分析 | 105, 106, 126, 175 |

## わ

| 割合 | 90 |

## 著者プロフィール

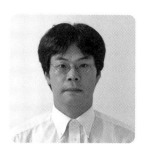

# 康永 秀生
（やすなが ひでお）

---

東京大学大学院医学系研究科
公共健康医学専攻臨床疫学・経済学　教授

平成6年 東京大学医学部医学科卒。
卒後6年間外科系の臨床に従事した後，
東京大学大学院医学系研究科公衆衛生学，
東京大学医学部附属病院企画情報運営部，
Harvard Medical School, Department of Health Care Policy
（客員研究員）などを歴任。
平成25年より現職。専門は臨床疫学，医療経済学。
平成25年 日本医師会研究奨励賞受賞。
平成27年より Journal of Epidemiology 編集委員。
平成29年8月までに医学英語論文の出版数約350本。

できる！ 臨床研究 最短攻略 50の鉄則

2017年9月30日　第1版第1刷発行
2021年4月1日　第3刷発行

著　者　康永　秀生（やすなが　ひでお）

発行者　福村　直樹

発行所　金原出版株式会社
　　　　〒113-0034　東京都文京区湯島2-31-14
　　　　電話　編集　(03)3811-7162
　　　　　　　営業　(03)3811-7184
　　　　FAX　　　　(03)3813-0288　　　　©康永秀生, 2017
　　　　振替口座　00120-4-151494　　　　　検印省略
　　　　http://www.kanehara-shuppan.co.jp/　Printed in Japan

ISBN 978-4-307-00482-4　　　　印刷・製本／シナノ印刷
　　　　　　　　　　　　　デザイン・イラスト／近藤久博（近藤企画）

**JCOPY** ＜出版者著作権管理機構 委託出版物＞
本書の無断複製は著作権法上での例外を除き禁じられています．複製される場合は，そのつど事前に，出版者著作権管理機構（電話 03-5244-5088, FAX 03-5244-5089, e-mail：info@jcopy.or.jp）の許諾を得てください．

小社は捺印または貼付紙をもって定価を変更致しません．
乱丁，落丁のものはお買い上げ書店または小社にてお取り替え致します．